薬害「コロナワクチン後遺症」

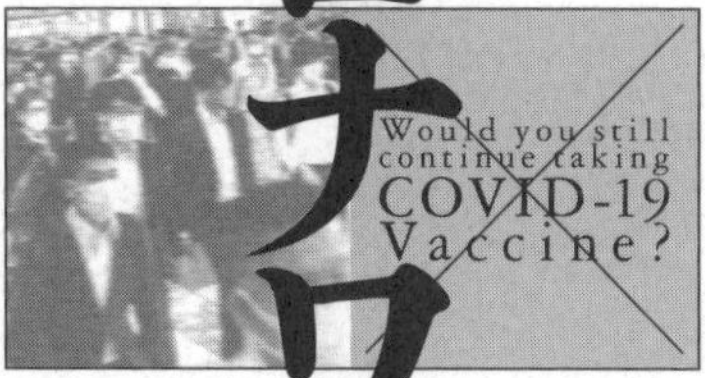
Would you still continue taking COVID-19 Vaccine?

Toridamari Toru
鳥集徹

ブックマン社

薬害「コロナワクチン後遺症」

薬害「コロナワクチン後遺症」
目次

第6章 いずれ歴史に証明される、国家の闇――191

ヒポクラテスの誓い

医神アポロン、アスクレピオス、ヒギエイア、パナケイアおよびすべての男神と女神に誓う、私の能力と判断にしたがってこの誓いと約束を守ることを。この術を私に教えた人をわが親のごとく敬い、わが財を分かって、その必要あるとき助ける。その子孫を私自身の兄弟のごとくみて、彼らが学ぶことを欲すれば報酬なしにこの術を教える。そして書きものや講義その他あらゆる方法で私の持つ医術の知識をわが息子、わが師の息子、また医の規則にもとづき約束と誓いで結ばれている弟子どもに分かち与え、それ以外の誰にも与えない。

私は能力と判断の限り患者に利益すると思う養生法をとり、悪くて有害と知る方法を決してとらない。

頼まれても死に導くような薬を与えない。それを覚らせることもしない。同様に婦人を流産に導く道具を与えない。

純粋と神聖をもってわが生涯を貫き、わが術を行う。結石を切りだすことは神かけてしない。それを業とするものに委せる。いかなる患家を訪れるときもそれはただ病者を利益するためであり、あらゆる勝手な戯れや堕落の行いを避ける。女と男、自由人と奴隷のちがいを考慮しない。医に関すると否とにかかわらず他人の生活について秘密を守る。

この誓いを守りつづける限り、私は、いつも医術の実施を楽しみつつ生きてすべての人から尊敬されるであろう。もしこの誓いを破るならばその反対の運命をたまわりたい。

［小川鼎三『医学の歴史』中公新書より］

＊

本書のワクチン後遺症当事者が語る治療法については、筆者が推奨するものではありません。接種後の体調不良に悩む人は、医師の診断を受け、相談の上、適切な治療を選択してください。

序章

ある日突然、奪われる未来

新型コロナワクチンの罪深さの一つは、闇雲な接種推進によって、少なくない数の人の運命を変えてしまったことにある。

ワクチンを打っても、ほとんどの人には〝今のところ〟何も起こっていないように思われる。しかし、接種後にこれまでに経験したことのない体調不良に陥り、それまで当たり前にあった健康的な日常を失ってしまった人がたくさんいる。そのために、思い描いていた将来の自分の姿や目標を見直さざるを得なくなった人も多いのだ。

接種後、長期間にわたって体調不良に悩まされている人は、割合にすると数百人に一人、あるいは数千人、数万人に一人なのかもしれない。しかし、その数字の向こう側には、それぞれの人生を送っている生身の人間がいる。

そのことを一人でも多くの人——とくに、ワクチンに疑問を持たず、闇雲に他人に接種を推し進めた者たち——に知ってほしいのだ。

前途洋々のアスリートが、なぜ？

２０２１年10月にデビュー戦を勝利で飾ったプロボクサー、佐藤雅隆くん（仮名／２０２２年２月末取材当時20歳）も、その一人だ。

関東に住む佐藤くんがボクシングを始めたのは、高校１年生のとき。中学時代はサッカー少年だった彼が、「他のことをやってみたい」と思い始めていたとき、父親から「ボクシングジムを見学してみないか」と勧められたのがきっかけだった。

最初は「ボクシング、カッケーな」というくらいの軽いノリだった。だが、高校２年生の頃から本格的に取り組みたいという気持ちが高まり、プロ志望としてボクシングジムに通うようになった。

自宅からジムまでは、往復およそ20㎞。学校への行き来も含めると約30㎞になる。その道のりを、佐藤くんは週６回、自転車で４年間通い続けた。学校から自宅に戻り、軽食や仮眠を取ってから18時頃ジムへ向かう。19時前にジムに着いて、21時30分頃までシャドー、ミット、スパーリングといったトレーニング。終了後、23時頃に帰り着いて、遅い晩ごはんを食べ、風呂に入って就寝する。

プロテストに向けての練習は体力的にも精神的にも生易しいものではなかった。しかし、それでも通い続けたのは、心底ボクシングが好きだったからだ。自分に対して真剣に向き合ってくれるトレーナーや、試合に向けて自らを追い込んでいく先輩ボクサーの姿に、言葉づかいや礼儀作法まで含めて、人として学ぶことが多かった。

自分で課題を見つけ、アドバイスをもらい、改善していく。選手同士、鼓舞し合いながら、自分を高めていく。先輩や仲間たちが、ときには本気で怒ってくれる。佐藤くんにとってジムは、人生を学び成長を感じさせてくれる、特別な場所だった。同年代の普通の高校生には得られないものを得ている。佐藤くんはそう実感していた。

高校卒業間近の2020年1月末、佐藤くんはプロテストを受けた。筆記試験と2分半のスパーリングを2ラウンドこなし、見事に合格。

高校卒業後は、知り合いの紹介で中古車販売店に就職した。とても理解のある職場で、「残業せずにボクシングの練習を優先していい」という条件で働かせてくれることになった。入荷した車の写真やデータを中古車情報サイトにアップする仕事を担当。17時まで働いて、その後、車でジムに通う生活となった。

ちょうどその頃、国内でも新型コロナウイルスの本格的な市中感染が明らかになり、政府は2020年4月7日に、1回目の緊急事態宣言を発出した(同年5月25日に全国で解除)。せっかくプロボクサーのライセンスを取得したのに、しばらくはボクシングの試合ができる状況ではなかった。そのため、なかなかプロデビュー戦を迎えることができなかった。

それがやっと決まったのは、プロテスト合格から1年9カ月後のことだった。2021年9月末に行われる予定だったのが、緊急事態宣言発出のため延期となったが、宣言が解除されて10月初旬にあらためて開催できることになった。長身の佐藤くんは、自分が闘う階級の体重制限をクリアするのに体重を10kg減らす必要があった。そのため、よりストイックに練習に取り組み、より厳しい食事制限を自らに課した。

ちょうどその頃、世間では若者向けの新型コロナワクチン接種が進んでいた。だが、佐藤くんは接種を見合わせていた。試合前は一分一秒も無駄にしたくなかったからだ。ワクチンを打って発熱したら、2、3日は練習を休まざるを得ない。そうなってしまうのが嫌だったので、佐藤くんはデビュー戦が終わってから接種しようと決めていた。

正直、コロナに対しては、あまり警戒心はなかった。自分が感染することよりも、むしろ社会的な目線のほうが怖かった。ジムの人たちが少しずつ受け始め、会社でも先輩社員たちが次々に接種していた。それを見て、「もし感染して、自分はなんともなくても、他の人にうつしてしまったら迷惑をかける。とりあえず打っとかなきゃな」。それが当時の、佐藤くんのワクチンに対する認識だった。

そして、いよいよデビュー戦当日。相手を連打で追い詰め、ワンツーでアゴを叩き、試合を決めることができた。結果は3ラウンドTKO（テクニカル・ノックアウト）勝ち。地元から駆け付けてくれた友人や知人が次々に「おめでとう」と言って、笑顔で祝福してくれた。

だが、佐藤くんは喜べなかった。普段の練習ならもっと圧倒できたはずなのに、緊張でまったく実力を出せなかったからだ。彼自身もパンチをもらって、試合中はふわふわと、溺れているような感覚だった。痛みは感じなかったが、最後は足がふらふらになった。「こうやって人は倒れるんだ」。試合中にそんなふうに思っていた。

勝ったのに悔しくて、不甲斐なくて、翌日は家でぼうっと過ごした。「あんた、勝った人の顔してないね」。母親にそう言われた。甘かった自分に対し、反省の意を込めて、坊主にした。気持ちを立て直すのに、1週間かかった。だが、「今度はみんなにもっといい試合を見せたい」。そう思い直して10月11日から練習を再開。ジムに復帰してからは、これまで以上に練習に取り組んだ。

そして、試合から15日後の2021年10月17日（日）正午頃、佐藤くんは予定通り、市役所の近くの体育館に設けられた集団接種会場でファイザー製ワクチンを接種した。

接種時は体調に異変はなかった。帰宅後、仮眠を取り夕方頃に起床。母親に促されて体温を測ると、37・4度ほどの発熱があった。このときは、倦怠感はなかった。

異変が起きたのは、翌18日だった。念のために練習は休みにしており、日中は遊びに行こうかと思うくらい元気だった。ところが、夜になって寝ようとしたとき、急に胸が痛くなってきたのだ。ドクドクドクと鼓動のたびに痛みを感じる。脈が飛び、37度台の発熱もあった。

ネットで検索すると、接種後に心筋炎を起こし、死んだ人がいると書かれていた。怖くなって、不安に襲われた。だが、胸痛や動悸は2、3日で治まるという書き込みもあった。「3日くらい経てば治るだろう」。そう自分に言い聞かせて、なんとかやり過ごそうと試みた。

しかし、接種から3日目、自転車で通勤中、肩で息をしないと辛いくらいの息苦しさが佐藤くんを襲った。本当に大丈夫なのだろうか。不安を払拭するため、仕事から帰った後、家の前を10メートルほどダッシュしてみた。それだけで胸が痛くなって、激しく息切れする。とても運動ができる状態ではなかった。「これは病院に行かないと、ヤバいぞ」。そう思わざるを得なかった。

接種から4日目、近所のファミリークリニックを受診。心電図や血液検査を受けたが異常なし。医師は「ワクチン接種後にたまに見られる症状だから、ほっとけば治る」、そんな軽い感じで、漢方の「柴胡加竜骨牡蛎湯《さいこかりゅうこつぼれいとう》」を処方した。胸の痛い人に効くとされる漢方だ。だが、しばらく服用しても、症状はまったく改善しなかった。

接種から8日後、今度は近隣の総合病院を受診。レントゲン、血液検査を受けたが、やはり異常なし。

「ワクチンのせいではないですか？　毎日運動していたのに、できなくなりました。助けてください」

そう医師に訴えたが、「俗に言われる心筋炎・心膜炎じゃないかな。でも、1週間ほどで治るよ」と言われ、「もし症状が続くようだったら、他の病院に行ってください」と突き放された。薬の処方もされなかった。

翌月中旬、今度は県のワクチン相談センターに電話してみたが、「インターネットで県内の病院を調べたら、こんな病院が出てきますよ」と言われただけだった。その総合病院の一つを受診。循環器内科で心電図、レントゲン、血液検査を受けたが、やはり異常なし。「ワクチンのせいではないですか」と訴えると、「精神的なものではないか。精神科の薬を出してもいいですよ」と医師から言われた。

だが、佐藤くんは断った。絶対にそれは違う。次の試合に向けて、モチベーションを上げたところだったのだ。メンタルが落ち込んでいたとしても、それは健康な体を奪ったワクチンのせいだ。それなのに、接種後に起こった症状を、医師たちはメンタルのせいにしようとする。どの病院に行っても異常なし。

でも、現実に運動できないし、仕事や生活にも支障が出ている。なのに医師たちは、「エビデンスがないからわからない」と言うばかり。検査代が出ていく一方で、まともに治療すらしてくれない。正直、むかついていた。医師を信用できなくなっていた。

週6日、欠かさずジムに通う生活を、高校時代から3年近くも続けてきた。仕事を始めてからも、ハードな練習をこなしてきた。それなのに今は倦怠感が半端なく、仕事が終わると疲れがドッと襲ってくる。練習に行けないどころか、家に帰って19時か20時には寝てしまい、そのまま朝を迎える生活になってしまった。

風邪やインフルエンザにかかったときのような体の怠さが、ずっと取れないでいる。きちんと睡眠を取ったにもかかわらず、朝、パッと目を覚ますことができず、今日も体調が悪いと感じる。普通に歩いているときには問題ないが、たとえば朝の身支度で「早くドライヤーをかけないと」と焦ったときや、時間に追われて歩くスピードが早くなったりしたときに、急に胸痛や息苦しさが襲ってくる。

毎晩あった胸の痛みや不整脈は、当初より減った。しかし、ジムは休まざるを得なかった。不甲斐ない試合で落ち込んだモチベーションを上げ直して、再び練習に取り組み始めた矢先だった。しかし、こんな体になってしまった以上、ボクシングを続けられるかどうかわからない。今やっていることは正しいのか、ボクシングはやめるべきなのか。30歳になったとき、自分はどうなっているのか――おのずと、今後の人生について考える時間が増えていった。

時間は有限だ。待ってはくれない。鍛え上げた筋肉が、どんどん落ちていく。同年代のライバルたちと、どんどん差がついていく。何もできない時間そのものがストレスとなる。その時間を埋めるために、たくさんの本を読んだ。いろんな人たちの考えに触れ、いろんな人生があることを学んだ。

それを知って、「ボクシングにこだわることはないのかな」とも考えるようになった。とはいえ、日本チャンピオン、そして世界チャンピオンになる夢を描いていたのも確かだ。それが叶わなかったとしても、30歳になったときに「がんばれた」と心から思いたい。それを目標に、練習に耐えてきた。だが、時間だけがどんどん過ぎていく。

2022年1月9日には、こんなこともあった。友人のキックボクサーの試合を見るために、都内に出かけたときのことだった。電車で座りながら本を読んでいると、その内容が衝撃的だったせいか、まわりの視線が怖くなって、急に心臓に圧迫感が襲ったのだ。

「俺、焦っている。とにかく落ち着こう」。そう自分に言い聞かせたが、脚に力が入らず、立ち上がることすらできない。「ヤバいぞこれ。このままだったら救急車を呼ばないと」。焦れば焦るほど、どう呼吸をすればいいかわからなくなる。

なんとか自分を落ち着かせて事なきを得たが、こんな経験は生まれて初めてだった。それからしばらくは、外に出るのが怖くなった。翌日の成人式も出るのが嫌で、心から楽しむことができなかった。

家族だけでなく、友人や知人もワクチン接種後に調子が悪くなったことを知っており、心配してくれている。お酒を飲まなくても、何時間でもまじめな話ができる友人がいる。彼らのおかげで、助けられていると感謝している。

だが、その一方で、孤独を感じるときもあった。いくら症状が辛いと言っても、見た目が変わらないので、苦しみが理解されていないのではと感じることも多いからだ。自分自身も弱みを見せたくないので、言いたくても言えない部分がある。苦しみが理解されないこと。それが一番辛かった。

接種から半年以上が経ち、胸痛や動悸、息切れといった症状は、幸いなことにかなりよくなった。ボクシングの練習も再開。また試合に出ることを目標に、トレーニングに取り組んでいる。ただ、まだ全力を出し切ることができないでいる。

以前は激しい運動をして、心拍数が1分間に180〜190まで上がっても平気だった。しかし、今はその強度をキープすることができない。激しく運動しすぎると、症状がぶり返すことがあるからだ。それに、あの胸痛、動悸、息切れにまた襲われるのではないかというトラウマが、どうしてもブレーキをかけてしまうのだ。体力以上に、そのメンタルの部分を乗り越えることのほうが、今の課題だと感じている。

接種後の体調不良を体験して、ワクチンに対する印象が180度変わった。テレビは毎日のように「接種率何％」と示して、「打て、打て」と煽っていた。それを見て、自分も「打たなきゃ」と思っていた。振り返ってみると、ワクチンを打つ前は、いかに印象操作されていたかと感じる。

本当は、自分のようにワクチン後遺症に苦しんでいる人がたくさんいるはずだ。なのに、その報道はほとんどされず、グーグルで「ワクチン後遺症」と調べても、なかなか情報が出てこない。「俺だけなのかな」と不安になるが、ツイッターを見たら、同じような症状の人がすごくたくさんいる。

スポーツや勉強を頑張っている中高生、普段仕事を頑張っている社会人も、ワクチンを打って自分と同じような症状になったら、夢を実現することができなくなる。それにとどまらず、メンタルまでやられて、人生が台無しになる。そんな人が、自分以外にもいるのではないだろうか。

その不都合な真実を知らせずに、幼い子どもたちにまでワクチンを打たせようとしている。こんな危険性のあるワクチンを、将来ある子どもにまで打たせるのは、やめるべきではないか。政府やマスコミは、絶対に間違っている。

――この未来ある20歳の若者の言葉に、大人たちは反論できるだろうか。

第1章

胸痛、動悸、呼吸困難感

ワクチン後遺症は存在する

新型コロナワクチンのリスクと言えば、腕の痛み、発熱、頭痛、倦怠感などの短期的な副反応を思い浮かべる人が多いのではないだろうか。こうした症状が出ても、数日以内に終わるから心配する必要はないというのが、ワクチン接種を推し進めた政府や専門家、医師、マスコミの論調だった。

しかし、このような短期的な副反応だけが問題なのではない。主要なメディア——とくにテレビのキー局——は積極的に報道しようとしないが、序章で紹介した佐藤くんのように、1回目、2回目の接種後に異常な症状に見舞われ、数カ月経っても苦しみ続けている人たちがたくさんいる。

その症状は、「ワクチン後遺症（新型コロナワクチン後遺症）」あるいは「ワクチン後症候群（新型コロナワクチン後症候群）」などと呼ばれている（以下、ワクチン後遺症で統一する）。それがどれくらいの頻度で起こるのか、正確なデータはまだない。だが、ツイッターで「ワクチン後遺症」と検索すれば、接種後の不調を訴える投稿がいくつもヒットする。

実際に2021年11月頃に、ツイッターの私のアカウントで「ワクチン後遺症の取材をしたい」と呼びかけたところ、たくさんの方からDM(ダイレクトメール)をいただき、対面、電話、オンライン等の手段で20人近くの人たちに話を聞くことができた。

ワクチン推進派の医師や専門家はワクチン後遺症の存在を認めないか、認めても矮小化しようと試みていると感じる。たとえば、「ワクチン接種後に有害事象が起こったとしても、必ずしも因果関係があるとは言えない」とか、「ノセボ効果(薬に対する不安が副作用のような症状を引き起こす心理効果。偽薬を本物の薬だと思い込んだだけで症状が改善するプラセボ効果の逆)ではないか」といった主張だ。

確かに、接種後に発症した症状とワクチンとの因果関係を統計学的に証明するのは簡単なことではない。そもそも、国内ではワクチン接種者と非接種者をあらかじめ登録して、前向きに(未来に向かって)追跡し、予後(その後の受診率や入院率、死亡率など)をフェアに比較する、信頼に足る統計調査は行われていない。

だが、私は、サンプル数としては少ないかもしれないが、それでも20人近くの当事者や家族に詳しいインタビュー取材をして、「ワクチン後遺症はある」と確信した。なぜなら、その症状は多彩ではあるが、根底に共通するものを感じるからだ。

たとえば、佐藤くんが語った「胸痛」「動悸」「息切れ」「倦怠感」は、ワクチン後遺症を訴える人たちの多くが共通して語る典型的な症状だ。それぞれ個別に話を聞いているのに、まるで申し合わせたかのように何人もが同じような体験を語るのだ。そのような、接種後に共通して起こっている症状が存在するのだから、「ワクチンによって何かが起こっている」と考えるのが普通ではないだろうか。

私のその考えを理解していただくためにも、共通して起こっている典型的な症状を、症状別にまとめて、ワクチン後遺症の体験を列挙していきたいと思う。

ヤマサキくんの場合◆胸痛、動悸、呼吸困難感

まず、症状を訴える人が多いのが、「胸痛（圧迫感）」「動悸」と、それに伴う「呼吸困難感」だ。関東地方の高校2年生（2022年2月末の取材当時17歳）、ヤマサキユウキくん（仮名）のエピソードを紹介しよう。

接種前、ヤマサキくんはサッカー部に所属し、センターバックやボランチとして活躍していた。身長は170㎝、体重は60㎏と中肉中背で、50m走を6秒台、1500mを約5分で走りきるなど、学年上位に入る運動能力があった。ヤマサキくんの高校は関東の名門進学校の一つで、そのなかでヤマサキくんは成績上位。ZOOMで取材をしたのだが、会話をしていても頭のよさを実感する、まさに文武両道を地で行く生徒という印象だった。

そのヤマサキくんが1回目のワクチンを打ったのは、2021年9月8日。それまで、コロナを身近に感じたことはなかったヤマサキくんだが、夏休み中に学校のサッカー部でコロナの感染者が出て、「自分のまわりにもコロナが迫っている」と感じたという。また、学校の生徒たちも次々にワクチンを打ち始めていた。そんなとき、近所のかかりつけ医から「今ならワクチンを打てます」と連絡が来た。「これを逃すと後々打てなくなるかもしれない」。そう考えたヤマサキくんは、9月中に接種を受けることにした。

クリニックに行くと、かかりつけ医から心筋炎や心膜炎のリスクの説明があった。ただ、事前に自分で調べて発生頻度は非常にまれだと思っていたのと、先に接種したクラスメートたちも、接種後に体調が悪くなったという人はおらず、みんな4、5日で学校に復帰していた。職域でワクチンを受けた両親も大したトラブルなく終えていたので、安全性に対してとくに大きな懸念は持たなかった。

接種したのはオンライン授業が終わった夕方6時半から7時頃の時間帯だった。その日は早く眠ってしまったこともあって、副反応は腕が痛いくらいで済んだ。ところが、翌日から異変が出始めた。

「その日もオンライン授業だったので、昼間は自宅でゆっくりと過ごしていたんです。すると、何かちょっと息苦しい気がしたんです。普段よりも息が深く吸えない。なぜか少し胸が苦しい、胸の痛みが時々出ると感じ始めました。あと、発熱はなかったのですが、倦怠感も多少ありました。普通の副反応であれば打って数日で落ち着くと思うんですが、息苦しさも倦怠感も、なかなか取れませんでした」

副反応があったとしても、長くて1週間程度で落ち着くと聞いていたので、しばらくは様子をみることにした。しかし、1週間を過ぎても改善する兆しがなかったので、9月の2週目にかかりつけ医を受診することにした。

医師の見立ては、「心筋炎や心膜炎の可能性も捨てきれないが、自律神経が乱れているか、あるいは筋肉注射なので、横隔膜《おうかくまく》にも作用が出て、息苦しさが出ているのではないか」とのことだった。また、次のように付け加えた。

「社会人で、運動もしている人に同じようにワクチンを接種したら、その人も息苦しさの症状があった。しかし、2回目に接種をしたら、その息苦しさが治った。そんなケースもあったので、あまり心配は要らないのでは」

そこで、再び様子を見ることにした。だが、症状が一向に改善しなかったので、3週間目に、あらためてかかりつけ医を受診。医師は「本当に心筋炎や心膜炎だったら危ない」とさすがに心配して、詳しく調べるために地域の公立病院に紹介状を書いてくれた。

「その受診日が、ちょうど2回目の接種予定日の9月29日と重なったんです。心筋炎、心膜炎、血栓、肺炎、この4つを疑って、午前中に心電図、超音波、レントゲン、血液検査を実施しました。しかし、数値上は心筋炎、心膜炎、血栓の疑いはないだろうと言われました。さらに、心臓の様子を心電図やエコーで診て、そちらも問題はないだろうとのことでした」

2回目接種後に症状悪化

このままの状態で2回目を受けるかどうか、ヤマサキくんは迷っていた。接種予定日に打たないとなると、予約のワクチン数の関係で次を打つのが延びてしまうのではないか。かかりつけ医で打つのをやめて、集団接種会場で打つ手もあるが、ファイザーではなくモデルナになって、交互接種(違う種類のワクチンを打つこと)になってしまう懸念もあった。

公立病院の医師と相談したところ、「検査をした限りでは、打つと確実に危ないという証拠はない」との返事だった。その医師自身も、ワクチン接種後に呼吸困難感を訴える患者の例を見たことがないので、何とも言えないという。結局、じっくり考える時間的な余裕はなく、かかりつけ医から「打ったら息苦しさが治った人がいる」という話も聞いていたので、

「仕方がないかな」と自分に言い聞かせて、検査と同日の夕方に、かかりつけ医で2回目の接種を受けた。

今度は、接種した腕の痛みだけで、発熱はなかった。しかし、かかりつけ医の説明とは異なり、倦怠感、息切れ、胸痛が改善することはなかった。むしろだんだんと悪化していき、生活にも支障を来すようになった。

「2回目を打つ前は、倦怠感があってもオンライン授業を受けて、勉強もちょっとずつですが、できました。でも、2回目を打ってから、徐々に頭が働かなくなって、一日中寝て過ごすようになったんです。テレビを見ていてもあまり情報が頭に入ってこない。本を読んでも、そんなに難しい文章ではないのに、読み進むことができない。また、以前は階段を昇ったときだけだったのが、階段を昇らなくても息苦しさを感じるようになりました。胸痛も1回目を打った後はそれほど強くありませんでしたが、2回目を打った後は強まっていきました」

10月2日、かかりつけ医に3度目の受診をして、公立病院での検査結果について相談をした。その結果、もう一度詳しい検査をしたほうがいいということになり、10月9日に公立病院を再び受診。心電図、超音波、レントゲン、血液検査を受けた。だが、またしても異常は見つからなかった。

「10月は体調だけでなく、精神状態も最悪でした。ワクチンを打っても、だいたいの人は何ともないのに、なんで僕なんだろうと思って。それに、何が起きているかわからないから聞いているのに、お医者さんもわからないとなると、どうすればいいんだという感じでした。自分の体の中で何が起きて、なぜこんな症状が起こるのかわからない。風邪をひいたのなら、風邪をひいたから体調が悪くなったとわかるので、ある意味安心できるのですが、心筋炎、心膜炎ではない、血栓もできてないと言われると、じゃあ、どうして今、こんなに体調が悪いのかと思うんです。そのうえに、僕以外にそういう症例があまり見当たらないとなると、孤独感も募ってきて、余計不安になりました」

ヤマサキくんの症状は「コロナ後遺症」と類似していたので、コロナ後遺症外来を開設している病院も視野に入れてネットで探すことにした。すると、ワクチン接種後の体調不良についてブログを書いている病院が見つかった。

コロナ後遺症外来で診察

10月18日に病院を受診。心筋炎、心膜炎や血栓の検査をあらためて行うとともに、全身に電極をつける詳しい心電図検査や、トレッドミルを使った運動負荷検査を行った。その結果、運動を習慣的にやっていた高校生としてはふさわしくない血管の収縮が見られ、「冠攣縮性《かんれんしゅくせい》狭心症《きょうしんしょう》」ではないかとの診断がされた。心臓の表面を走る冠動脈（心筋に酸素と栄養を送る血管）が痙攣して狭くなるような様子が見られた。そのために、一時的に虚血状態となり、胸痛や動悸が起こっているのではないかとの説明だった。

11月1日と2日にかけて、再度、ホルター心電図による24時間の心電図測定、22日にはトレッドミルによる運動負荷検査を再び行い、冠攣縮性狭心症で間違いないという診断を受けた。現在、血流を向上させるため、血液をサラサラにする作用のあるＥＰＡ（エイコサペンタ塩酸）や葛根湯《かっこんとう》、また高血圧も見られるとのことで、カルシウム拮抗薬《きっこうやく》（降圧薬）の処方も受けている。処方された薬のおかげか11月にクリニックを受診した頃から徐々に体調も上向きになっていた。

9月末に緊急事態宣言とまん延防止等重点措置が解除され、10月には対面授業が再開されたが、ヤマサキくんが登校できるようになったのは、11月の第2週目に入ってからのこと。電車に20～30分乗って通っていた道のりを、親に車で最寄り駅まで送ってもらい、最初はチャレンジのつもりで学校に向かった。幸い、学校側の理解があり、ワクチン接種後の体調不良ということで、欠席扱いにはならず進級や卒業には支障のないよう配慮をしてくれた。

しかし、やはり学業が大幅に遅れてしまったことに、ヤマサキくんはかなり焦りを感じた。2学期はほとんどまともに授業を受けることができず、とくにコツコツと勉強を続けることが必要な数学の成績がガクンと落ちた。

「関西の国立大学の理系学部に憧れていたのですが、このような体になって一人で下宿ができるのかという不安が出てきたので、志望校の変更を検討せざるを得なくなりました」

もちろん、サッカー部の練習にも出ることができなくなった。せめて応援に行けたらと思うのだが、試合を観に行けるくらいの体調まで回復したのは、11月になってからのことだった。だが、試合に出る体力を取り戻すには時間がかかった。

「部活は勝つためにやっているので、たとえば後輩でもコンディションのいい選手を試合に使うのは当然です。もともと僕はボランチで、いっぱい走るプレースタイルでした。しかし、筋力が落ちているので、それを取り戻してちゃんと使える選手になれるかというと、今は自信がありません。もう高校では、二度と公式戦でプレーできないのではないか。そう思うと悔しい気持ちは当然あります」

たった一度の人生で、失ったものの大きさ

その後、2022年の冬から春休みにかけて、ヤマサキくんはゆっくりと休みながら、ワクチン後遺症、コロナ後遺症、その他諸々の経験を踏まえ、短編小説をいくつか書いて過ごした。そして4月、無事3年生に進級することができた。何日か休んでしまうことはあったが、学校には概ね通うことができるようになった。

運動も少しずつ再開し、6月にはサッカーの試合に15分ほど出場できるくらいまで回復した。7月にはサッカーの大会もあった。だが、家族のコロナ感染のために出場は叶わず、そのままサッカー部は引退することとなった。

「夏休みは体調の様子を見つつ、都内の私立大学への指定校推薦か国立大学への一般入試かを考えながら、できる勉強を進めていました。数週間に一度ほど体調を崩すことはありま

したが、数日で回復し、全体の経過としては悪化していないような感じです。体育祭では、100mのリレーと150mのリレーに出場できるまでになりました」

一部狭心症関係の薬を増やしたことと、2022年春、コロナに罹患《りかん》した際に出たブレインフォグ（脳に霧がかかったようになり認知機能が低下すること）の治療としてBスポット療法を受けるようになってから、少しずつだが、効果が出始めている印象だという〔注・Bスポット療法＝細長い器具を鼻や口の奥に挿入し、消炎および殺菌作用のある塩化亜鉛溶液を上咽頭に擦りつける治療法。「上咽頭擦過療法（EAT）」とも言う。慢性的な上咽頭炎が、のどの痛み、違和感、倦怠感、頭重感、自律神経失調症など様々な症状の引き金になっているとの考えに基づいており、一部の医療機関でコロナ後遺症やワクチン後遺症の治療法の一つとして行われている〕。

「体調は全体として悪化はしておらず、少しずつ冠攣縮性狭心症との付き合い方を身につけた、という具合です。ただ、受験期が、昨年（2021年）体調が著しく悪化した冬と重なること、肉体的負荷に加えて受験のストレス等の精神的負荷がかかりやすく、再び体調を崩す可能性も捨てきれないこと、浪人してもう一度やり直すほどの体力に自信がないことから、総合的に判断して、指定校推薦で都内の私立大学に進学予定です」

もしもワクチンを打っていなければ、普通に第一志望の国立大学を受験できたのではないか——その思いとの闘いだったとヤマサキくんは話す。

「未練がまったくないと言ったら、嘘になってしまいます。接種から一年経って、苦しみのなかで見つけたものが多い一方で、失ったものの多さにも気付かされました。今でも時々、自分の選択が、本当にそれでよかったのか、不安に思うことが多いです。全てがワクチンのせいではありませんが、一つのファクターであるのは間違いありません。いずれ、このワクチンの体験を小説にして、世に問いたいと思っています」

櫻井さんの場合◆打たなければいけないという強迫観念

もう一人、胸痛や呼吸困難感を訴える人のエピソードを紹介したい。関東在住の櫻井綾子さん（仮名／40代）。30代の夫と二人で暮らしている。

櫻井さんは子ども時代、母親や養父から虐待を受けた。そのためＰＴＳＤ（心的外傷後ストレス障害）と診断され、うつ症状や解離症状（一時的に記憶をなくしたり、会話ができなくなったりする。また自分が自分でないような感覚に襲われる）に悩まされてきた。

症状が落ち着いて薬を飲まない時期もあったが、1回目の結婚のときにDV（家庭内暴力）を受けて、服薬を再開。この6、7年は、抗うつ薬、抗不安薬、睡眠導入薬と、朝食後に眠気を飛ばしてくれる薬も飲んできた。さらに、遺伝的にコレステロールが高めの傾向があり、スタチン（コレステロールを下げる薬）も服用している。

メンタル的な問題で多くの薬を飲んでいることもあって、ワクチンを打つことに多少の躊躇があった。しかし、「ワクチンを打たなければいけない」という強迫観念のようなものがあったという。

「うちにはネコがいます。もし私が感染したら、ネコに感染して死んでしまうとどこかで聞いたんです。一方、ワクチンについては、副反応といっても熱や倦怠感が出るくらいだとテレビでは言っていました。なので、それならいいだろうと思ったんです」

1回目接種は8月初旬。最寄りの総合体育館に設けられた集団接種会場でファイザーのワクチンを受けた。このときは、怠さくらいしか副反応はなく、何も問題はなかった。ところが、8月末に2回目を接種した後、体調に大きな異変が起きた。

「打ってすぐに貧血に近い状態になって、気持ちが悪くなってきたんです。立っていたら、頭が真っ白になりそうな感じの気分だったので、ちょっと飲み物を飲んで、座っていました。それで看護師さんが気付いてくれて、横になれる場所に連れて行ってくれたんです。でも、徐々にパニック障害のようになって、過呼吸が始まってしまって、救急車で病院に運ばれました。半分意識がないような状態だったので、はっきりと覚えていないんですが、処置室のようなところに寝かされて、たぶん点滴を受けたと思います。その間に、私が持っていたヘルプカードを見て、病院が夫に連絡してくれたんです。状態も落ち着いてきて、アナフィラキシーではなさそうだということで、その日は夫と一緒にタクシーに乗って帰りました」

帰宅後は、気持ち悪さが残る程度だったが、翌日から翌々日にかけて38度5分ほどの熱が出た。まだこのときは後遺症とは思わず、「短期的な副反応かな」と思っていた。

さらなる不調に襲われる

ところが、接種から1週間後、今度は胸の痛みや、発熱のときに経験するような関節や体の痛みを感じるようになった。とくに胸の痛みが取れず、呼吸すると苦しいと感じる。その辛い症状が1週間続いたので、櫻井さんは病院を受診した。

「そうしたら、2回目のワクチンを接種したばかりなのに、風邪に似た症状だからとコロナの検査をされたんです。結局、『コロナじゃなかったから家で安静にしてください』と言われただけで、アセトアミノフェン（消炎鎮痛薬）を処方されて終わりました。血液検査も、画像検査も何もされませんでした」

しかし、アセトアミノフェンを飲んでも症状は回復せず、37度くらいの発熱が続いた。あらためて病院を受診したが、やはり同じような対応しかしてくれなかった。

「微熱があって息苦しさがあるということで、『コロナの可能性があるから、これ以上は何もできない』と言われて、薬を飲んで寝てろ、みたいな対応でした」

胸の痛みや息苦しさだけでなく、実は、こんなこともあった。いつもは何日か頭痛がした後に生理がやってくるのだが、1回目と2回目の接種後に、何の予兆もなく、いきなり生理が始まったのだ。

「1回目の接種が終わって数時間後、すぐに生理が来たんです。もともと私の生理はすごく不定期なんですが、何の予兆もなくいきなり出血が始まりました。通常は4、5日で終わるのですが、このときは1週間ほど続きました。そして、3週間後に2回目を接種したら、また直後に生理が来たんです。今度はいつもより出血が多い代わりに、3日くらいで終わってしまいました」

このときは、ワクチンと関係があるとは思っておらず、たまたまかと思っていた。しかし、これ以降、たびたび異常な出血と生理痛に悩まされるようになった。そして、これに関連して、「やはりワクチンのせいではないか」と思わざるを得ない出来事が起こった。

「もともと生理痛はひどかったんですが、ワクチンを打ってからさらにひどくなって、10月の終わりの肌寒くなった頃、とうとう倒れてしまったんです」

その日も、櫻井さんは生理痛が重かった。だが、外出の予定があったため、「しょうがないな」と思いながら、痛み止めを飲んで出かけた。しかし、痛みは治まらず、用事を済ませてバスで帰宅中に意識がもうろうとし始め、立っていられなくなった。たまたま、自宅の最寄りのバス停が脳神経外科病院の前だったので、櫻井さんは夫に支えられながら、たまらず病院に駆け込んだ。

「過呼吸が起き、汗をかいていて涙を流している状態でした。お腹が痛いと訴えると、痛み止めを打ってくれて、点滴もしてくれました。胸も痛いと訴えると、レントゲンやCTも撮ってくれたのですが、画像に異常はありませんでした。『とりあえず安静にするしかありません。生理痛が続くようなら婦人科に行ってください』と言われました。それで、そのまま家に帰って薬を飲んで、なんとか我慢して過ごしました」

それ以降、家事や外出などで体が疲れると息が苦しくなったり、呼吸のたびに胸が痛くなったりする症状が出るようになった。何度か病院で検査をしてもらったが、血液検査も画像上も「異常なし」と診断されている。

「むかし、肺炎になりかけたときがあるんですが、それに似ています。呼吸をすると肺全体が引っ張られるような痛みと、空気が入りきらない苦しみを感じるんです。短距離をダッシュして、いくら呼吸をしてもハアハア、ゼイゼイする。あの感じに似ています。怠い感覚も抜けません。自分の精神障害でも怠さが出るので、そのせいなのか、どっちだろうと思っているんですが、ワクチンを打つ前は怠くない日も結構あったんです。とくにベタナミン（覚醒作用のある精神刺激剤)を飲むと日中ははっきりしていられるんですが、ここ最近は眠気が取れないというか、起きていられないんです。無理やり活動をしている状態です」

精神科の薬の副作用で食欲が増すため、接種前はよく食べていたが、ワクチンを打った後はめっきり食欲がなくなった。とくに魚が生臭く感じられて、食べられなくなった。157㎝で、一昨年の夏は68㎏あった体重が、10㎏ほど減ってしまった。それから1年間、毎日、微熱、悪寒、発熱、息苦しさ、眠気と戦ってきた。

「精神科で漢方の白虎加人参湯《びゃっこかにんじんとう》を処方してもらい、熱は引いてきました。でも、生理は相変わらずで、食欲もほとんどありません」

山口さんの場合◆50m走を全力疾走したような呼吸苦

3人目の胸痛、動悸、呼吸困難感の訴えを紹介したい。2021年10月に1回目の接種を受けた中部地方在住の山口奈々子さん(仮名/50代)だ。夫と高校3年生の娘との3人暮らし。接種前は健康に問題なく、週に2回、アルバイトで事務仕事をしていた。

接種したのは2021年10月2日。ワクチンのことをネットで検索すると、強い副反応や後遺症を訴える人がいた。それを知って山口さんは、本当は打ちたくないと思っていた。だが、フランスでは接種証明がないとレストランに入れないといったニュースを見て、日本もそうなってしまうのではないかという不安があった。まわりの人もワクチンを打って後遺症もなく元気だったので、「大丈夫なのかな」と思うようになり、夫のかかりつけ医である総合病院へ、家族3人で接種を受けに行った。

接種当日と翌日は、副反応は何も出なかった。しかし、接種して3日目の午後から異変が出始めた。

「胸がざわざわし始めて、胃酸の逆流が始まったんです。2、3日は我慢していたのですが、下腹部にも違和感が出たので、婦人科を受診しました。そうしたら、『血尿が出ている』と言われ、抗生物質を処方されました。ところが、それを飲んだ途端に胸が苦しくなって、救急車で病院に運ばれたんです。抗生物質を飲んで、こんなひどいことになったのは初めてでした」

その2日後、病院で徹底的に検査してもらったが、異常なし。それからしばらくは、また元気になって、仕事にも外食にも行けていた。ところが、接種後1カ月経った11月頃から、体調がどんどん悪化していった。

「息が苦しくなってきたんです。呼吸がうまくできなくなって、11月24日にもう一度、同じ病院に救急搬送されました。まるで、50m走を全力疾走した後みたいに、ハアハアと息が切れるんです。でも不思議なことに、パルスオキシメーター（血中酸素飽和度測定器）で測っても、ちゃんと酸素は摂取できている。私はとても苦しいのに、酸素が吸えているのが不思議でした」

結局この時も、血液検査と点滴だけで処置が終わった。検査結果も異常なし。しかし、山口さんの症状は治まっていなかった。看護師に「こんなに苦しいのに帰されるんですか」と訴えたが、病院のスタッフは「異常がないから、これ以上は何もできない」という感じで、取り合ってはくれなかった。

症状のオンパレード、崩れる日常生活

「夫も『ワクチンのせいではないか』と、一生懸命お医者さんに訴えてくれました。でも、

看護師さんや若い女医さんが入れ代わり立ち代わりやってきて、『食欲がないのなら消化器内科を明日受診してください』などと、関係のないことばかり言ってくるんです。食欲のことは付け足しで話したのにもかかわらず、私が訴えている呼吸苦のことに関してはノータッチという感じでした」

山口さんを悩ませたのは呼吸苦だけではなかった。残尿感が続き、夕方になると微熱が出るようになった。さらに、カフェイン過敏症のようになって、緑茶やコーヒーが飲めなくなった。

「ワクチンの解毒にいいと聞いて、緑茶をたくさん飲んでいました。そうしたら心臓がバクバクするようになったんです。コーヒーもダメになりました。動悸がひどくなるので、今は水ばかり飲んでいます。残尿感が取れないので、ワクチン後遺症に理解のあるお医者さんのところに行って漢方を処方してもらったのですが、それを飲んでも心臓がバクバクする。なので、漢方も飲めなくて……もう何をやってもうまくいかないという感じです」

ごはんも満足に食べられなくなり、体重が10kg以上落ちてしまった。ステロイド薬(プレドニゾロン)なども処方してもらったが、あまりよくならず、ずっと横になったままの生活が続いた。鍼治療のおかげか残尿感が改善し、家族で買い物や外食ができる日もあった。しかし、それも長くは続かなかった。

「不思議と歩いているときは、血流がよくなるのか、息苦しさはあまり感じません。ただ、胃腸が弱っており、たくさん食べると翌日悪化するので、控えめに食べるようにしています。最近は不眠にも悩まされており、メンタルも不安定です。動くと体調が悪くなるので、自宅内でできる簡単な家事、洗濯はやるようにしていますが、食事を作ることができず、夫と娘が作ってくれています。娘がいることが、救いになっていると感じています」

ワクチンが壊した〝人生

この取材の後、山口さんから「呼吸苦を取りたいので、診てくれる病院や治療法はないか」「ステロイドを飲み続けて心配はないか、知り合いの医師に聞いてみてほしい」といった相談のメールを何度かいただいた。その都度、あまり解決になるような答えを返すことができず、私は山口さんに申し訳なさを感じていた。

2021年1月、週刊誌『女性セブン』にワクチン後遺症の記事を掲載するために、山口さんに原稿確認のメールをしたときには、修正の依頼とともにこのような返信をいただいた。

ワクチンを接種してから、人生が変わってしまいました。
家族にも負担をかけていて、申し訳ないです。
本当に良くなるのか、体力がいつまで持つのか不安でいっぱいです。
メンタルも不安定になります。
せめて治療法があれば、救いがあるのですが。
ワクチンで症状のでなかった人からは、
なかなか理解されないのもつらいところです。
金銭的にも、かなり負担がかかっています。
ワクチン後遺症外来で診てもらおうと思っているのですが、
医師の紹介がないと診てもらえないシステムにも疑問を感じます。
ワクチン後遺症が、世間にもっと認知される事を願っています。

そして、2022年4月5日。別のワクチン後遺症当事者の方から、山口さんが亡くなったという連絡をいただいた。山口さんのツイッターアカウントを見ると、ご主人が次のようにツイートされていた。

妻は昨日天国へ旅立ちました。
生前は皆さまと色々やり取りさせて頂いており、
妻はすごく励みになっておりました。
妻に代わって御礼をさせていただきます。

山口さんのアカウントをたどると、亡くなる前日に、次のようなツイートをしていた。

ワクチン後遺症になってから、「ごめんね」と「ありがとう」ばかり言っている。
できない事をしてもらってばかりだから。
私は夫や娘に何ができるだろう。
自分のイライラを2人に感じさせないように必死に耐えるので精一杯。

夫が横になっている事が多い私のためにクッションを買ってきてくれた。
明日は娘を大学に送っていくと嬉しそう。夫は利他の人だ。
私にないものを持っている。
こんなに良くしてもらっているのに、

辛いから消えていなくなりたいと思う私は利己的なんだろうか？

電話取材だったが、直接お話をうかがった人が、この世から去ってしまった。私は記事にすること以外、山口さんに何もすることができなかった。こうして執筆している今も、悲しみ、怒り、悔しさ、申し訳なさ——様々な感情が沸き上がってくる。ご遺族もどれほど悲しく、辛い思いをされたことか。苛まれ続けた苦しみから解放されたことが、彼女にとって唯一の救いなのかもしれない。

第2章
脱力感、筋力低下、歩行困難

辻さんの場合◆「受けないわけにはいかない」というプレッシャー

胸痛、呼吸困難に並んで訴えの多いのが、脱力感や筋力の低下だ。そのためにうまく歩けなくなった人も多い。九州に住む女性、辻はるみさん(仮名/取材時32歳)も、その一人だ。

辻さんは夫、中学1年生の長女、小学3年生の次女の4人暮らし。国立病院(国立病院機構)で医療事務の仕事をしていた。接種する前は、ストレスがかかって調子の悪いときに胃薬(ネキシウム、一般名・エソメプラゾール)を飲むくらいで、他に健康上の問題はなく、普通に暮らしていた。

彼女自身はそれまでコロナ陽性になったことはなかったが、勤め先の病院がコロナ受け入れ医療機関となっていた。受付窓口で濃厚接触しないように注意していても、患者が無防備に病院に入って、接触してしまうことがある。当初はコロナに対する恐怖感が強かったので、スタッフたちは「怖いね」と言いながら対応していた。

医療事務のスタッフは、病院から委託された別会社に雇われて働いていた。そのため、感染したら病院から非難され、契約が解除されてしまうという不安もあった。実際、2020

年5月頃、病院の職員がコロナに感染して、外来が数日間休診となったことがあった。その職員はダブルワークで飲食店でも働いていたのだが、その店でクラスターが発生したのだ。それがきっかけで、職員は退職に追い込まれた。そういうこともあったので、新型コロナワクチン接種のお知らせが回覧されたとき、スタッフたちは「受けないといけないよね」「感染したら大変なことになるよね」と口々に話し合っていたという。

ただ、辻さんは接種に不安があった。mRNAワクチンが、人に対して初めて使われるものだったからだ。それに、こんな理由もあった。

「私は花粉症がひどいんです。むかしペニシリン系の抗生物質で薬疹が出たこともありました。回覧されてきたワクチンの説明書には、『添加剤』にアレルギーがある人は接種できないと書かれていました。私にはその添加剤のアレルギーがあるかどうかわからないのですが、もし出たらどうしようと思っていたんです」

しかし、院内で1日に「何人接種」と割り振られており、「余らせてはいけない」「打たないわけにはいかない」という空気もあった。もし打たないと申し出た場合には、「別の人を探さなくてはいけないのかな」と辻さんも圧迫を感じていたという。

そして2021年3月8日午後、1回目の接種のときを迎えた。事前の問診で、辻さんは医師に「花粉とペニシリンにアレルギーがあるんですが」と尋ねてみた。だが医師は、「打ってみないとわからないですね。打ちますか？　どうしますか？」と言うだけだった。キャンセルすべきなのかどうか、辻さんは5分ほど逡巡した。「打たないと1人分余る。どうしよう」。そう思っているうちに、後ろに接種待ちの人の列ができてしまった。それを見て、接種するしかないと心を決めた。

「ワクチンと無関係なんてあり得ない」

ワクチンを打った後、院内の椅子に座って待機した。そこにあったモニターには、「ワクチンの副反応には頭痛や発熱があり、男性より女性、年配より若い人、1回目より2回目のほうが頻度が高い」といった内容の動画が流れていた。それを見て、「打った後にこれを見せるんだ……先に見ていたら、私は打たないと言えたかもしれないのに」と辻さんは後悔した。すると異変が起こった。

「それを見ているうちに、全身をカーッと熱い感覚がめぐって、一瞬、頭もクラっとするような感覚があって、気分が悪くなったんです。『具合が悪くなったら声をかけてください』

と言われていたので、近くにいる先生たちに声をかけようかと迷っていたのですが、そのうちに治まってきたので、大丈夫だったと安心して、15分で待機場を出ました」

ところが、異変はそれで終わらなかった。仕事から帰って、夕食を食べた後のことだ。夜8時か9時頃になって、胸がムカムカし、体が怠いと感じ始めたのだ。また、打った側の腕が痛く、違和感も出てきた。翌日、下痢もあったので、勤め先の病院を受診した。吐き気、倦怠感に加えて、打った側の背中がすごく痛くなっていた。それを聞いた医師は、「副反応でそういうことはある。対症療法しかない」と言って、吐き気止めと整腸剤を処方した。

幸い、薬が効いたのか、吐き気や下痢は治まった。しかし次の日、今度は左側の鼻の付け根に重いような鈍いような違和感が出始めた。「副鼻腔炎にでもなったのかな」と思っていると、夫が「左側があんまり上がってないよ」と言う。鏡で見てみると、左側の口角が下がって、顔に左右差が出ていた。さらに、左手に違和感があり、震えも出てきた。全身が筋肉痛のような感じもあり、接種2、3日後には歩きづらさも感じるようになった。

「ただの筋肉痛だろうというくらいの気持ちで過ごしていたのですが、どんどん体調が悪くなっていったんです。そして、いつものように病院に出勤したら、足に異変を感じ始めました。階段を昇るのが異常にきつく、なんとか2階の職場にたどり着いたのですが、椅子に座ると足がガクガクと震えたのです。そこからは足を思うように動かせず、そのまま病院の外来を受診しました。これは大変だということで、3月22日に入院することになりました」

入院中、ギラン・バレー症候群(ウイルス感染やワクチン接種後にまれに起こる末梢神経障害)を疑って検査が行われた。頭部CTと造影剤を使った骨盤周辺のMRI。さらに血液検査と髄液検査も行った。しかし、結果は異常なし。主治医の総合診療医も原因がよくわからなかったので、神経内科医にコンサルタントを依頼した。

辻さんのもとにやってきた神経内科医は、検査結果を見てこう言い切った。

「あなたは瘦せすぎ。ちゃんと食べてるの？　疲労だから数週間したら治ります」

そして、ワクチンの影響を言下に否定した。しかし、辻さんは心の中で「ワクチンと無関係なんてあり得ない」と反発を覚えた。接種してから、日に日に症状が悪化していく一方だったからだ。

治療の糸口は、どこに……？

数週間で治るという神経内科医の言葉に反して、症状が改善することはなかった。神経内科医に「日に日に筋力が落ちています」と話すと、「動いてないからでしょう」という言葉しか返ってこなかった。主治医も「自分で動いてください」と言うばかりで、リハビリの方法を指示してはくれなかった。なので、入院中、辻さんは手すりにつかまって、ナースステーションまで歩く練習を自分で繰り返すしかなかった。最初はナースステーションにたどり着けなかったが、退院する少し前にはそこまで歩けるようになった。それ以外にできる治療がないため、主治医から「家に戻って動いたほうが、かえって歩けるようになるんじゃないか」と言われ、4月8日に退院となった。

退院してからも数カ月間は、手すりにつかまったり、壁伝いに歩いたりするような状態が続いた。家事は母親に頼むか、夫に残業せずに早く帰って来てもらって、家族の助けでなんとかしのいだ。その間、夫の姉がかかりつけにしている整骨院に連れて行ってくれて、筋力トレーニングを続けた。その結果、ある程度歩けるようになり、車の運転もできるくらい回復し、一時的に職場に復帰することができた。

「仕事を忘れてしまうし、迷惑をかけると思って、6月から仕事を再開しました。午前中4時間だけの勤務で行ったんですが、椅子に座るだけで筋肉がピクピクしました。反動が来てしまって、帰ってきたら布団に寝たまま、起き上がれなくなったんです。職場には4日間しか行けず、結局寝込んでしまい、回復まで1カ月かかりました」

自分の勤務している病院では埒《らち》が明かないと思った辻さんは、神経がおかしいのではないかと考え、主治医から脳神経内科のある別の国立病院を紹介してもらった。その病院で最初は医師も親身になって話を聞いてくれて、神経伝導速度や下肢のＭＲＩなど、様々な検査をしてくれた。しかし、やはり異常は見つからなかった。すると医師の態度が急に変わり、「精神的なものではない」と言いつつも、「症状があるのはわかるけど、検査で異常が出ないし、症例もないので、これ以上わかりません」と突き放されてしまった。

結局、元の病院へ戻され、やっとリハビリを始めることとなった。ひざを曲げた状態で歩いていたので、リハビリのスタッフから、「今の状況だと転倒しやすいので、ひざを伸ばすためにも杖を使って歩いたほうがいいですよ」と言われて、杖を使うようになった。しかし、いまだに筋肉がピクピクと痙攣して、足をピンと伸ばした状態で歩くことが、一番辛く感じる。また、杖をついて歩くのは、年齢的にすごく抵抗があって、恥ずかしく感じることも多い。

「『原因がわかれば治療につながるかもしれない』と考えて、ネットで国内外の様々な文献を調べたんです。そのなかに、私の症状に当てはまるのではないかと思うものがありました。過去に薬害が起こったスモン（整腸剤として使われたキノホルムによる神経障害）や、急性散在性脳脊髄炎（ＡＤＥＭ）、急性弛緩性麻痺などです。筋力低下とか、顔面麻痺といった症状が書いてありました。また、２週間くらい過ぎると検査をしても異常が出にくくなると書いてありました。それを見せながら、『これ、私にあてはまりますよね』と言ったんです」

しかし主治医からは、「なくもないけど、今はわからない」「そうだとしても、とくに治療法はなく、いまやっていることくらいしかできない」と言われてしまった。治療の糸口が見つかればと思って探してきたのに、「なんでそんなマイナスのことばかり集めるの」と否定されて、相手にもしてくれなかった。

生きているだけでよかった⁉

「夏になっても治らなかったので、先生に『ワクチンが原因ですよね』と尋ねると、否定はされませんでしたが、『うーん』と言葉を濁したまま、『この症状と付き合っていくしかないですね。生きているだけでよかったと思って』と告げられて、失望しました。

その後、一年が経った後に主人が、『ワクチンが関係しているのかしていないのか、はっきりしてください』と言うと、先生は『ワクチンも無関係とは言えない』とやっと認めてくれました。そのときに、『入院中に疲労扱いされて辛かったです』『生きてるだけでよかったと思って、と外来で言われたのも傷ついた』と言ったら、『すみません。ワクチンのせいだと言うと、そこで治療を諦めてしまう人もいるから。辻さんの場合は、ちゃんと言わなきゃいけなかったんだね』って謝罪してくれました。でも、私たちは精神的な症状かのような扱いをされて、すごく苦しんだんです。ワクチンと関係しているとやっと認めてくれて、謝罪もしていただけたので、精神的なストレスが少し軽くなりました」

その後、2021年11月頃からリンパマッサージと腸活を始めて、調子がよくなってきた。当初は歩くのも辛かったが、マッサージをしてもらって血流がよくなり、デトックスもしたことで動きやすくなって、回復も早くなったと辻さんは話す。無理をした夜には寝込んでしまっていたのが、1日、2日で回復できるようになった。また、杖なしでも少し歩けるようになった。ただ、ある程度距離を歩くと足がガクンとしたり、歩きづらくなったりするので、まだ杖を手放すことはできない。

「2022年4月からは、全国有志医師の会（新型コロナワクチンの強引な接種推進に疑問を持つ医師たちの全国組織。22年12月5日現在、医師365人、歯科医師160人、獣医師60人、その他医療従事者744人が所属。ワクチン後遺症の研究や治療にも取り組んでいる）に登録されている先生の病院へ通い始めました。
　そこでは、上咽頭擦過療法（Bスポット療法）［37ページ参照］、矢追インパクト療法（矢追博美医師がアレルギーの減感作療法を改善して創始した免疫療法の一種）、グルタチオン（抗酸化作用のあるアミノ酸化合物でコロナ後遺症やワクチン後遺症に効果があるとされる）の点滴と内服、ビタミン剤等のサプリメントを服用しています。また、別の病院でＡＫＡ博田法（関節運動学に基づき、関節の遊び、関節面の滑り、回転、回旋などの関節包内運動の異常を治す方法）の治療も受けています。これらの治療のおかげで、現在はだいぶ動けるようになり、週に3日、3時間程度の仕事ができるまで回復しています」

　接種後しばらく、子どもたちと遠くに遊びに行くことができなくなった。また、このワクチンの後遺症について周囲に話してもなかなか信じてもらえず、話題にさえしにくい雰囲気も感じた。

「12歳以上のワクチン接種が始まったとき、娘の同級生が『自分は打ちたくないけど、親が受けろというから受けないといけない』と話しているのを聞きました。私はワクチンの怖さを身をもって知っているにもかかわらず、そのときに何もしてあげられなかったことが、今では悔しくてたまりません。

YouTubeで、ワクチン後遺症のために12、13歳の子どもの歩き方がおかしくなっているというニュース映像を見たときも、私と同じ被害を子どもが被っていると思うと、辛くて苦しくて仕方ありませんでした。どこの病院を受診しても精神的なものという扱いをされてしまって、その子どもたちはこれからどうやって生きていけばいいの？　って。友人たちも、受けないといけないからと言って、3回目、4回目を打っています。私と同じような辛い思いを、他の人にもしてほしくない。私の話を聞いてもらって、一人でも多くの方が接種を思いとどまってくれることを祈っています」

清村さんの場合◆アナフィラキシーによる入院

夫と、小学生の子ども2人の4人で暮らしている東北地方の清村千鶴子さん（仮名／40代）も、脱力感と筋力低下に襲われた。

「子どもを産んでから5年くらいになりますが、ずっと飲食店で働いていました。会社から『絶対に打て』と言われたわけではないのですが、お客様商売なので職場のなかでも『打たなければいけないね』という雰囲気になっていました。年齢が高い人からどんどん打っていく状態で、予約が取れたかどうか、打ったかどうかを聞かれたりして、『もう打たなくちゃいけない』という空気になっていたんです」

ただ、清村さんはワクチンを打つことに不安があった。アレルギー体質だったからだ。本当に大丈夫なのかどうか、ネットで検索をすると厚生労働省の「新型コロナワクチンQ＆A」というページに次のような記載があった。

「接種後にもしアナフィラキシーが起こっても、すぐに対応が可能なよう、予防接種の接種会場や医療機関では、医薬品などの準備をしています」

それを読んで、清村さんは「大丈夫だ」と自分に言い聞かせて、接種することにした。

「ワクチンを打つことによって、この世の中の状況がいくらかでも変わるのではないか。早く元の生活に戻りたい。国民の8割が打てば集団免疫ができるというのなら、社会に協力したいという気持ちもありました」

ファイザー製のワクチンを接種したのは、2021年10月2日の午後4時前。地元のホテルに設けられた集団接種会場だった。すると、接種後すぐに体に異変が起こり始めた。

「打って1分後くらいから、針を刺した側の左手がしびれ始めたんです。最初だけかなと思って、待機場所に座って様子を見ていたのですが、しびれは取れませんでした。看護師さんから、『おかしくなったら声をかけてね』と言われたので、『さっきから手がしびれている』と伝えました。すると今度は、のどが絞まる感じがして辛くなり、咳が出始めたんです。私はアレルギーがあるということで、30分待機することになっていたんですが、30分を過ぎても症状が治まらなかったので、看護師さんに『今こんな感じだけど大丈夫ですか』と聞いたんです。そうしたら、『先生に診察してもらう？　大丈夫そうなら待機時間終わったし、帰宅してもいいけど、もしおかしくなったらすぐに病院に電話してね。救急でもいいからね』と言われました。結局、急激に症状が進んでいるというわけではなく、気にしすぎかもしれないという気持ちもあり、会場での診察はお断りして、いったん帰宅したんです」

ところが、家に帰ると今度は声がかすれて、口の中が腫れ、左脚もしびれ始めた。さらに、胃のあたりに激痛も起こった。だんだん心配になり、県のワクチンコールセンター（副反応相談）に電話すると、「こちらではわかりかねるので、病院に電話をしてください」と言われた。そこで、近くの県立病院に電話したところ、「心配だから来てください」と言われ、接種から4時間後に救急外来を受診した。

午後8時前に病院に到着。体温を測ると37度台の発熱があった。また、普段は120mg／

Hgいかないくらいの血圧（収縮期血圧）が160近くあった。さらに、首まわりの皮膚が赤くなり、目の痒みも出始めた。医師から「アナフィラキシー」と診断され、点滴を受けることになった。

そのおかげか症状は改善したが、医師から「症状が多彩で、いろんなところに出ている。他にも影響が出てくる恐れがあるので、心配だから経過観察をしましょう」と告げられ、その日は入院することになった。翌朝、しびれなどの症状は消え、1泊入院で昼頃帰宅することができた。

繰り返す再発、悪化する症状

ところが帰宅後、また体調がおかしくなった。猛烈な吐き気と胃の痛みに襲われたのだ。そこで、翌日、かかりつけのクリニックを受診。「ワクチンとは関係ない」と言われて、胃薬を処方された。しかし、その日の夜から、胸痛、動悸、息切れがひどくなり、次の日も同じかかりつけ医を受診した。

「血液検査に加え、心電図や心筋炎の検査（トロポニン検査）を受けたのですが、『異常はない』

と言われました。左足の筋肉もおかしくなっていたので、その痛みを取る漢方薬を処方されました。でも、薬を飲んでも治りませんでした。そのうちに、今度はのどの閉塞感や嗄声《させい》（しわがれごえ）が出てきて、かかりつけの耳鼻科で診てもらったんです。しかし、やはり『ワクチンは関係ない』という対応でした。『アナフィラキシーがぶり返しているのかな。すぐに治まるだろう』というくらいの気持ちだったんですが、1週間薬を飲んでも、何も変わりませんでした」

そこで、紹介状を書いてもらい、次の月曜日、あらためて県立病院の総合診療科を受診した。やはり、血圧が150～160と高く、息切れと動悸、倦怠感もひどかったので、「何かあるかもしれない」と医師があたりをつけて、血液検査を行った。その結果、副腎から分泌されるコルチゾール（副腎皮質ステロイドホルモン）が基準値より低いことがわかった。

「先生の見解は、『コルチゾール値が低いために倦怠感が出たり、立ったときに急に低血圧になって、息切れがしたりするんじゃないか』という話でした。血清鉄《けっせいてつ》（血液中に含まれる鉄の量）の数値も低く、貧血もあるということで、鉄剤と痛み止めの処方だけでその日は終わりました。次の週に、あらためて副腎の精密検査を受けたのですが、今度はコルチゾールが正常値に戻っていました。それが原因だったのか、ひどい息切れや動悸は治まってきたのですが、体がふらつく感じがずっとあって、今だに体調不良の状態です。いろんな場所の筋肉が、少し動くだけですぐに疲労するのです。足がつりそうになったり、筋肉がプルプルと震えたりする、すごい嫌な感じが不定期にあります。何か変だなと思う状態が、接種してから今もずっと続いています」

日によっては歩けないくらい、ガチガチに筋肉がおかしくなって、接種後の痛みが全身に起こるような状態となった。立っていると急にグラッとするため、立ち仕事ができない。歩き方も老婆のような、ヨタヨタ歩きになった。食料の買い出しに行かなくてはならないが、スーパーのショッピングカートに体を預けないと、しんどくて買い物を続けられない。接種後1年経って、ようやく普通に歩けるようになったが、筋肉のひどい症状は、接種後半年近くの2022年3月頃まで続いた。

「接種後17日目には、胸痛、動悸、息切れがひどくなって、救急車を呼びました。『死んでしまうんじゃないか』と、ほんとに恐怖しかなかったです。胸痛、動悸、息切れは、今はひどくはないので、気持ち的にはすごく楽なのですが、ワクチンを打つ前の体調には戻れていないので、今は恐怖より不安のほうが強いです」

容赦なく現れる血液異常

血液検査にも異常が出ている。接種前、清村さんはよくお酒を飲むほうだったが、それでも肝機能を示すガンマGTPは40ほどだった（基準値は女性が30IU／L以下）。それが接種後、111まで跳ね上がった。また、悪玉といわれるLDLコレステロールや中性脂肪、赤血球、血小板の数も上昇した。

その後、副腎の数値が正常に戻り、他に大きな異常が見当たらないため、今度は心療内科へ紹介された。だが、その直後の11月4日、39度〜41度にもなる原因不明の高熱が出て、それが9日間続いた。左首のリンパ節が異常に腫れ、県立病院を再度受診。「ワクチンの副反応って、考えられますか」と尋ねると、主治医は「否定はできないけど、検査のしようがないので、ワクチンとの関連はわからない」と答えた。その際、血小板や白血球の数が、これまでとは逆に基準値より低くなっていた。

「血小板は13万（基準値は15〜33万）、白血球は2630（同3100〜8400）でした。好酸球や単球（いずれも白血球の一種）なども、検査するたびに上がったり下がったりがすごくて、体の中で何が起こっているのか、わけがわからない状態でした。この11月の高熱の原因は、リンパ腫、敗血症、ウイルス感染、菊池病（組織球性壊死性リンパ節炎）、血管の炎症などが原因としてあり得ると言われました。それとワクチンの副反応という見立てで、いろいろ検査を行い、全身のCTも撮りました。しかし、異常はありませんでした。その後、解熱すると同時に、リンパ節の腫れは治まり、白血球なども基準値に戻りました。『リンパ腫の可能性はなくなった。多分何かのウイルス感染だったんじゃないか』と説明され、とりあえずはホッとしました」

しかし、その後も毎日微熱が続き、2022年の1月下旬、今度は右首のリンパ節が腫れ、38度～40度の熱が続いた。白血球は1300まで低下。このときも、医師から原因不明と告げられた。そして、高熱にうなされていた2月3日、今度は猛烈な目の痒み、金属アレルギーのような耳や首の発赤と掻痒《そうよう》感、頬や鼻の紅斑、下唇の白斑、全身がバラバラになるような関節痛、薬の効かない頭痛などの様々な症状が出た。

翌日にクリニックの医師を受診すると、自己免疫疾患である膠原《こうげん》病の一種「SLE（全身性エリテマトーデス）」を疑われ、県立病院の膠原病科に紹介状を書いてくれた。6日目に高熱は下がったが、その後も猛烈な目の痒みや強い関節痛はしばらく続いた。

2月下旬に膠原病科を初受診。3月に抗RNP抗体（SLE、強皮症、多発性筋炎、皮膚炎などの自己免疫疾患の指標となる抗体）の陽性が判明し、経過観察となった。このときは、ＳＬＥは否定された。だが、抗核抗体（混合性結合組織病、ＳＬＥ、強皮症、多発性筋炎、皮膚炎などの自己免疫疾患の指標となる抗体）の数値が、２０２１年10月に40倍、２０２２年２月に80倍、同年７月には１６０倍と上昇し続けており、リンパ球と白血球の低下、関節痛と日光過敏が見られるため、医師は「ＳＬＥの診断基準は満たしている」と清村さんに告げた。赤沈（赤血球沈降速度）も10月からずっと基準値越えで、慢性炎症があると言われている。リンパ球の数値も、２０２１年11月からずっと１０００以下と少ないままだ。

「膠原病科で、先生から『コロナワクチン後に膠原病になる人が増えている』と聞いたので、その後の受診時にワクチンのことを尋ねたら、『関連性は聞かれてもわからない』と答えました。『副反応だからそのうち治るんじゃないの』という扱いで、ずっと様子見になっているのです」

他にも、接種直後から目のピントが合いづらい症状があり、目の痒みも続いているので、眼科を受診。アレルギーという診断で、点眼薬を処方されたが、しばらく経っても何も変わらず不安になり、７月に別の眼科を受診した。白内障と緑内障（網膜神経線維層欠損と狭隅角眼）の疑いありとの診断を受けて、現在も月に１回通院中だ。また、接種後から音に過敏になり、不定期に症状が出ていたが、２０２1年4月からは常時左耳の耳鳴りが続くようになった。治らないので耳鼻科へ行くと、検査で高音機能低下と言われた。

「今も、ほぼ毎日出る微熱、易疲労感《いひろう》、いろんな場所の関節痛や痛み、ふらつく感じ、目の痒みや見え方がおかしな感じ(視力は接種前と変わらないのに見えづらく、調節しづらい)、鼻水、くしゃみ、耳鳴りが続いています。筋肉の疲れやすさとピクつきや、膠原病のような皮膚症状は不定期に出たり消えたりしています。髪の毛も抜け毛がひどく、この1年で毛量が半分になりました。ただし、去年のひどい時期に比べたら、今はかなり回復していると思っています」

ワクチンが原因としか考えられない

接種後、体調が悪くなって困っているのが、仕事や家事が思うようにできなくなったことだ。仕事を続けるために接種をしたのに、立ち仕事が難しくなって、飲食店の勤務を辞めざるを得なくなった。歩いて30分くらいのところに住む実母がたまに料理を作って届けてくれるが、車の免許を持っていないため、毎日家事を助けてもらうのは難しい。トラック運転手の夫は、午前1時に家を出て、午後2時か3時に帰ってくる生活をしている。

「子どもたちはまだ小学生で手がかかるので、朝は自分も起きて準備をしてあげなくてはなりません。平日は夫も仕事でいませんので、どうしても一人で家事をしなくてはならない。でも、洗濯物を干すのに手を上げると、それだけで腕が怠くなって、背中が痛くなるのです。休み休みでないと、家事もままなりません。お客様に迷惑をかけないようにとワクチンを打ったのに、そのせいで仕事も続けられなくなりました。パートで月に10万円前後は稼いでいたのに、それがなくなったうえに病院代もかかります、正直家計は楽ではありません」

現在は、県立病院を定期的に受診しながら、個人クリニックにも通うようになった。30代の若い医師で、「ワクチンが原因としか考えられない」と認めてくれ、自分でも治療法を調べてみると言ってくれた。その医師は、コレステロール値と中性脂肪値が高いのを見て、スタチン(コレステロール低下薬)を処方してくれた。すると、何をするのにもすぐ疲れていたのが、重苦しさが抜けた。本当に効いているのか確認したくて、薬を飲むのをやめてみると、体の重さや全身の痛みが戻り、この薬が効いている実感があった。現在、スタチンは、本当に調子が悪いときだけ飲むようにしている。

「2022年1月からは隣町の鍼灸院にもお世話になっています。まだ若い先生なのですが、施術よりも食養生を大切にしている方で、とても親身になって指導してくれるんです。まだ本調子には戻っていませんが、この先生と出会ってから、少しずつ順番に回復しています。歩きにくさも改善して、筋肉もたまに変な怠さやピクつきが出る程度にまで回復しました。私はまだ歩けていて、寝たきりにならずに済んでいますが、接種前にはこんな症状はありませんでした。昔から体力があるほうで、これといった持病はなく、何か不調があっても数日で治っていました。今、こんな体調になって、ワクチンが体の中で何かを起こしている。私には、そうとしか思えないのです」

山川さんの場合◆予測不能の痛みとしびれ

さらにもう一人、筋力低下を経験した人を紹介したい。関東に住む自営業の山川康太さん（仮名／20代後半）だ。接種前は健康診断を半年に1回受けていたが、ずっと異常なし。毎日1～2㎞歩くなど、軽い運動も心がけていた。ただ、性格的に神経質な部分があり、ワクチン接種前は不安があった。

「直前まで打つのをやめようかなと思っていました。ツイッターを見ると、ワクチンで体調が悪化したとか、亡くなったといった話が多かったので。でも、コロナに感染するのも怖かった。僕はマスクをしていない人を見ると、『なんでしないんだよ』と思ってしまうタイプなんです。打たなきゃならないという自分と、打ちたくない自分との間で葛藤していました。結局、最終的には『これが続くくらいなら、打ったほうがいい』という自分が勝ってしまいました」

接種を受けたのは2021年8月18日。妹が看護師として勤めている地元の病院でワクチンを打った。当日は何もなかったが、翌日、倦怠感に襲われた。熱を測ると37度5分ほどの発熱があり、それが2、3日続いた。また、強めの頭痛にも襲われた。頭を振ると激痛に襲われ、動けなかった。幸い、4、5日で頭痛は治まったが、接種から10日後にまた異変に襲われた。

「8月28日頃から、脚が異様にしびれ始めたんです。それに加えて、下肢の脱力感というか、疲労感のような症状が出てきました。しびれは両下肢にありましたが、左のほうが強かったです。最初は、しびれだけだったんですが、あるときから痛みに変わっていきました。そこから歩くことが億劫になってきて、1カ月間ぐらい寝たきりのような状態になってしまったんです」
脚がまったく動かないという状態ではなかったが、「動いたら変になってしまうのではないか」という精神的な不安が重なって、「動きたくない」という気持ちになってしまったのだ。

「不思議なことに、痛みは脚全体のときもあれば、一部だけといった具合に、症状が日替わりで変わるんです。この日はしびれが強いけど、この日は疲労感が強い、次の日は頭痛がひどくて、その代わりしびれがないみたいな。たとえば、10のダメージがあったとしたら、足に7、頭に3って、振り分けられているようなイメージです。また、筋肉のいろんなところが、ピクピクする感覚もありました」

最初はワクチンが原因かどうか、自分でも微妙だと感じていたという。グーグルなどで「ワクチン　副反応」と検索しても、自分に当てはまる症状が出てこなかったからだ。だが、ツイッターで検索すると、自分と同じように足がしびれた、筋力の疲労感で歩けなくなったと訴える人がたくさんいた。その書き込みを見て、「自分の症状はワクチンによるものだ」という確信が強くなっていった。

「ワクチンを打つ前は、足のしびれや痛みはなく、頭痛に悩まされることもありませんでした。このような症状が出てきたのは、明らかにワクチンを打ってからです。寝たきり状態のときには、『僕は死ぬんじゃないか』と思っていました。遺書を書こうかと思いつめたくらいです。だって、普通しびれって、3、4日経てば治るものではないでしょうか。それがいつまで経っても治らないというのは、20年以上生きてきて初めてでした。出口が見えないというのが、一番辛かったです」

もちろん医師にも診てもらった。最初に受診したのが、神経内科のクリニック。「ワクチンが原因ではないか」と聞いてみたが、その医師の診断は「ワクチンとは無関係」だった。「脳、腰、首、自律神経、様々な原因が考えられ、どれかは特定できないが、ストレートネックだからしびれが出るのではないか」と言われた。山川さん自身も「そうかもしれない」と思った。

しかし、処方されたビタミン剤を飲んでも、症状は改善しなかった。そこで、次に整形外科を受診。レントゲンとＭＲＩで首や腰を調べたが異常はなく、結局、経過観察となり、薬も処方されなかった。だが、やはり改善しなかったので、今度は脳神経外科を受診。脳のＭＲＩを撮ってもらったが、「脳腫瘍などの異常はなく、脳から来るしびれではないので、命にかかわることはない」と診断され、ここも経過観察で終わった。

「この脳神経外科で初めて、医師に『ワクチンが関係している可能性がある』って言ってもらえたんです。ただ、『おそらく』というような言い方で、濁すような感じでした」

それから3週間後、脳神経外科病院の血液検査の結果が出たので、再び受診。抗体や血糖値など様々な項目があったが、すべて異常なしだった。

「それで、『安心してください』みたいな感じで診察が終わりました。でも、症状が取れているわけではないので、原因がわからないのは気持ちが悪かったです」

こころの問題？

その後、今度は大きめの病院の神経内科と血管外来を受診。そこで、動脈硬化を調べるABI検査（上腕と足首の血圧の比を調べる血圧脈波検査）と心電図検査を受けた。しかし、心臓や血管も異常なし。山川さんは「心から来るものかもしれない」と思い、自分で精神科を受診。

医師は「こころの問題」とは断言しなかったが、「症状的にはうつ病と一緒だね」と言って、抗不安薬や抗うつ薬を処方してくれた。だが、それは飲まなかった。

「自分でも神経質で不安感が強いタイプだとわかっていたので、それが症状を強くしているのではないかと思ったんです。でも、やっぱり、今はワクチンのせいではないかという気持ちが強いです。というのも、症状が少しずつよくなって、精神状態もある程度安定したのですが、それでも症状が続いているからです」

幸いなことに、寝たきりのようになってから1カ月ほどが経って、徐々に改善が見えてきた。「寝たきり状態のままだとマズい。体を動かさなきゃ」と思い直し、散歩に出かけるようになった。それを続けているうちに、もっと歩けることに気づいて、散歩の距離を延ばしていった。さらに、ジムにも通って、脚の筋トレやストレッチ、水泳などにも取り組むようになった。

「今は余裕で1km以上泳げるようになりました。ただ、脚に負荷をかけるレッグプレスのような筋トレをすると、翌日に体の痛みや太ももの疲労感というか、こわばりのような症状がぶり返します」

募る、国への不信感

自分で調べて見つけた自由診療のクリニックにも通うようになった。桂枝湯《けいしとう》（頭痛、神経痛、筋肉痛などに効くとされる）などの漢方薬を飲んだり、グルタチオン〔63ページ参照〕やビタミンCの点滴を受けたりしている。また、整体、カイロプラクティック、運動、食事など、ネットに書いてあった「ワクチン後遺症の改善によい」とされることは、何でも試してきた。

「グルタチオンやビタミンCの点滴は、２０２１年10月の後半から週１回のペースで受けてきました。そのクリニックの医師には『治療を受けたい』とだけ話して、ワクチンのことは話していません。グルタチオンは１回４０００円、ビタミンCは１回８０００円です。治療代は月に５万円ほど。効いているのかどうかはわかりません。鍼にも通っていますが、こちらは体が軽くなって、効いている感じがします」

寝たきりの間は食事を摂ることもできず、体重も５kgほど落ちていた。だが、タンパク質を摂る、納豆を食べる、腹八分目に抑える、野菜中心に食べるといった健康的な食事を心がけ、今は、もとの体重に戻ったという。

「実は、私の仕事の得意先にも、ワクチン接種後に同じような目に遭った人がいます。80歳くらいのおじいちゃんなのですが、ワクチンを打ってから歩けなくなって、熱が出て痩せてしまったのです。病院でいろんな検査をしたんですが、何も異常は出てこなかった。でも、『ワクチンが原因なんじゃ……』って怒ったらしいです。一回退院したのですが、また、呼吸困難で入院したとうかがいました。

僕も今はすっかりよくなりました。でも、多くの人にこれだけの症状が出てるのに、なぜ国はワクチンを推奨するのか、意味がわかりません。実は厚労省に電話もしたんです。結局、『かかりつけ医に行ってください』と言うばかりで、解決になりませんでした。治療法もわからないし、たくさんの人が亡くなっているじゃないですか。そのなかで、僕はまだましなほうだと思うんですが、苦しんでいる人がたくさんいるのに、なんで目を向けないんだろうって。こんなに国に不信感を持ったことはありませんでした。お金の補償はあまり期待していませんが、僕のことは別にしても、ワクチン後遺症の人たちを診てくれる病院の整備と、効果のある治療法の研究をなんとかやってほしいです」

第3章
頭痛、耳鳴り、ブレインフォグ、倦怠感

水辺さんの場合◆何も考えられない

嗅覚障害、味覚障害、疲労感、倦怠感などと並んで、新型コロナウイルス感染者の後遺症としてよく挙げられる症状の一つに「ブレインフォグ」がある。

ブレインフォグとは、文字通り「脳に霧がかかったような状態」のことで、それによって記憶障害、集中力低下、注意力低下、精神的疲労、不安感などが引き起こされる。頻度は不明だが、コロナ感染後のブレインフォグによって、日常生活に支障を来している人がいると も報道されている。

実はワクチン接種後にも、同じような症状に見舞われる人がいる。第1章で紹介した高校生のヤマサキくんも、胸痛、動悸、呼吸困難感に加えて、一時的に集中力がなくなって、本の内容が頭に入らなくなったと語っていた。もしかするとブレインフォグの状態にあったのかもしれない。

これから紹介する関東地方在住の女性、水辺澄子さん（仮名／40代）も、ブレインフォグに苦しんでいる。といっても生易しいものではなく、かなり重篤な症状だと言えるだろう。彼女が記録したブログ（note）の内容と、ご本人へのメールでのインタビューから、経過をまとめた。

小柄な女性である水辺さんは、アレルギー体質ではあるものの、接種するまでの10年間、ほとんど病気をしたことがなかった。大人になってから、重い風邪をひいたことも、高熱を出したこともなかった。水辺さんは高齢の家族と同居している。それがワクチンを接種した理由だ。

そんな水辺さんに症状が現れたのは、2021年8月末に2回目のファイザー製ワクチンを接種した直後のことだった。

「当日の夜から異常な悪寒に襲われました。体温を測ると40度を超えて、体温計で測れないほどの高熱が出ていました。解熱剤を飲むと38度台に下がりますが、1〜2時間するとまた40度を超える。それが36時間も続きました。それと同時に頭が割れるような頭痛に襲われ、その夜は本気で『死ぬかも』と思いました」

激しい頭痛は1週間ほど続いた。病院に駆け込むと脳梗塞を疑われ、MRIを受けたが、検査の結果は異常なし。ところが、5日後には首と肩に異常な腫れとコリ、全身がバリバリと硬くなる感覚に襲われ、1〜2週間後には再び激しい頭痛とめまいに襲われた。

「それとともに、ブレインフォグが始まったんです。頭がぼんやりとして、何も考えられない。朝話したことも夜には忘れている。家族から、『受け答えがオウム返しになっている』と言われました。その間の記憶はほとんど抜け落ちています」

次第に寝たきり状態に

2～3週間後には、胸痛も加わった。さらに、爪に筋のような出血(爪上皮出血点)が5本出現(その後、2週間ほどで消滅)。時々、血圧が上昇して、腰痛も出始めた。4～5週目になってめまいは落ち着き、比較的楽になったように思えたが、6～7週目には強い倦怠感に襲われて、寝たきり状態にまで悪化した。

「倦怠感が一番ひどいときは、全身に重りを乗せているようでした。手を上げるのも、顔を上げるのも、とても力が要りました。歯ブラシを握るのもしんどいという表現をよく聞きますが、本当にそうでした。このあたりが、恐らくピークだったと思います。両手両足がしびれ、様々な部位の筋肉が日替わりで痛みました。両足が同時に激しいこむら返りを起こしたことはトラウマになっています。また、抜け毛やひどい頭痛にも襲われました。結膜炎やじんましんなどアレルギー性の様々な症状も出始めました。過眠気味で、毎日寝るときには『もう目覚めないかも』と覚悟していました」

8～9週目、体の緊張が解け、ピークを越えたと感じた。しかし、同時にこの頃から不眠に悩まされるようになった。一睡もできず、2日に1度ほど、限界が来たときに気絶するように眠った。10週目には、激しい頭痛がぶり返したが、11週目にはまた比較的楽になるといった具合に、よくなったり、悪くなったりを繰り返した。

「12週目には第2のピークを迎えました。接種前は低血圧でしたが、上の血圧（収縮期血圧）が180㎎/Hgにも上昇しました。血圧は降圧薬を飲むと下がるのですが、今回はなかなか下がりませんでした。頭痛がひどくなり、耳鳴りも悪化して、まわりの音が拾えなくなりました。目もよく見えなくて、ものが考えられないんです。今までで、一番死ぬかもと思いました」

恐ろしいブレインフォグ

13週目、接種から3カ月目を迎え、段々悪化してきたと感じたが、14週目には新しい薬のおかげか血圧が100~120に落ち着き、頭痛も少し軽くなった。15週目は現状維持だが、PMS（月経前症候群）がかつてなくひどく、血行が悪くなっているかもしれないと感じた。その後、一時的に血圧が170まで上昇したものの、接種後4カ月で120と比較的落ち着くようになった。頭痛と耳鳴りは相変わらずひどいが、その他の症状は全体的に落ち着いて、消えていった。しかし、うつっぽくなり、アトピー性皮膚炎のような症状も出始めた。

「激しい頭痛は治まりましたが、いまも後頭部が硬直して動かしにくく、頭全体が重く鈍痛や耳鳴りが絶え間なくあります。ただ、鈍痛と言っても生易しいものではなく、悪化したときは気が狂いそうなほど苦しい頭痛となります。耳鳴りも激しくて、外の音を拾えなくなります。認知機能や目にも異常が出て、文字を読んだり考えたりすることができなくなります。ブレインフォグと可愛い名前で呼ばれていますが、認知機能や記憶力の激しい低下です。少し前の記憶も思い出せなくなります。私は脳炎ではないかと疑っています。倦怠感もひどくて、朝起きたその瞬間からとても疲れていて、無理して動いたとしても、すぐにその場に倒れてしまいます。エネルギーが足りていないようです。もう、普通の社会生活は難しいと感じています」

当然、家庭生活にも支障が出ている。できる範囲の最低限の家事だけをして、それ以外は寝て過ごしている。食材は生協で買って届けてもらっているので、外出や買い物もほぼしていない。家がとても荒れてしまった。

1年を越えた現在は、様々な検査を終え、大学病院を含めワクチンでの長期副反応を受け入れている病院へ複数通院している。

「子宮頸がんのワクチン問題を調べました。補償制度に申請しようと資料は集めていますが、過去の事例から国が設けている予防接種健康被害救済制度に認定されることは難しく、入院もしてない自分の補償は無理だと諦めています。ただ、治療法の研究は進めてほしいです。海外で実際に治療を行い、治療法に関してのノウハウを持っている方々がいるのなら、それを取り入れて、遠回りにならない治療法を迅速に研究してもらいたい。自分の治療には間に合わないですが、これから、もっと後遺症を抱える人が増え続けるはずです」

坂田さんの場合◆経験したことのないめまい

もう一人、ブレインフォグを訴える女性を紹介したい。中国地方に住む坂田慶子さん(仮名/40代)だ。夫と中学2年生の子どもの3人で暮らしている。

坂田さんには「甲状腺機能亢進症」の持病がある。放置すると代謝が高くなって、心臓の鼓動が早くなり、汗をかいたり、疲れやすくなったりする。それを抑えるために、6年前から毎日、チアマゾールという薬を飲むようになった。そのおかげで症状は落ち着いており、接種前は週に3回、普通に仕事に通っていた。そうした持病もあって、坂田さんは当初ワクチンを打つことにためらいがあった。

「コロナになったらなったで大変なんだろうけど、開発から1年でワープ作戦とか言ってみんなに打たせるのは、ちょっとおかしいんじゃないかって思っていたんです。まわりの人もほとんどがそう思っていました。でも、年配の人とも関わる仕事をしていたので、『打たなきゃいけないよね』という雰囲気がまわりにあったんです」

1回目は2021年8月22日。市役所に設けられた集団接種会場でファイザー製のワクチンを接種した。当日は、あまり副反応は出なかったが、翌日から腕が上がらなくなるほどの痛みを感じた。フワッとする感覚があって、「おかしいな、夏バテかな」と思ったが、その翌日は買い物に行くこともできた。

「ところが、接種4日目の8月25日、職場に着くと息切れがしたんです。頑張って立っていたんですが、脳梗塞じゃないかという感じの、激しいめまいが起こりました。まるで足がなくなって、地面に吸い寄せられるようなおかしなめまいだったので、心配になって早退しました」

「ワクチンとは無関係」と口を揃える専門家たち

もしかしたらワクチンのせいかも、とも思ったが、夏バテだろうと思い直して、その日は早めに床に就き、しっかりと眠った。そして翌日、立ち上がるとめまいもなくなっていたので、元気になったと思い、トイレ掃除に取りかかった。

「そうしたら、中腰になってブラシで便器を磨いている途中に、急に息が苦しくなり、冷や汗や吐き気が出てきて、失神してしまったんです。倒れる前に『パパ!』って叫んだので、夫が来てくれて、すぐに横にしてくれました。やっぱりこれはおかしいと思って、県のワクチン副反応相談センターに電話をかけました。薬剤師さんが出て来たので症状を伝えたのですが、『そういったことは今まで聞いたことがない。そんなにひどいのなら病院へ行ったほうがいい。ワクチンとはまったく関係がない。もともとにあった病気ではないか』と言われました」

その後、坂田さんは市の方のワクチン副反応相談センターにも電話をかけてみた。そのときも薬剤師が電話口に出て、「そんなのあり得ないから」と怒られて終わった。あらためて県の相談センターに電話をし直して、「本当におかしいんです」と伝えたが、やはり「病院に行ってください」と言われるばかりだった。

「医師に相談できるインターネットのサイトがあったので、そこにも私の症状について書き込みをしました。するとすぐに3人の医師から返答があったんですが、やはり全員から『ワクチンとは関係がない』と言われました。判で押したような対応だったので、バカバカしいと思って、すぐに登録を解除しました」

医師が誰も相手にしてくれない悲しみ

職場からは、「9月のシフトを組む」と連絡が来たが、「これは簡単には治らない」と感じて、仕事は辞めることにした。症状は悪化する一方で、9月3日まで家で寝込んだ。睡眠に落ちるときにピクっと動くような、体が勝手に動く症状も出始めた。どんな病気なのかとネットで検索すると、難病がたくさん出てきて怖くなった。このように様々な症状があったが、めまいが一番ひどい症状だったので、まずは耳鼻科を受診することにした。

「かなり細かく検査をしてくれたのですが、めまいを起こすような異常はないという診断でした。もちろんワクチンのことも伝えたのですが、『ワクチンによってめまいが起こったことを証明するとなると、膨大なデータが必要になり、費用も時間もかなりかかる。とにかく聞いたことのない症状なので、様子を見るしかない』と言われました。さらには、『おそらくワクチンが怖いという思い込みからではないですか』と言われたんです。『えー、そんなことあり得ない』と思いましたが、その日はベタヒスチンという脳の血流をよくするめまいの薬をもらって帰りました」

気のせいなのかと思い直してやり過ごそうとしたが、やはりめまいはよくならなかった。9月7日には持病の甲状腺機能亢進症の定期通院があった。胸痛や息切れがあると訴えると、心電図、胸部レントゲン、血液検査を行ってくれたが、やはり異常なし。ワクチンのせいではないかと聞いても、主治医はあまり相手にしてくれなかった。

「その後、息子のかかりつけの小児神経科医に聞いてみたんです。『ワクチンでそうなるとは聞いたことがない』とおっしゃられたんですが、『もし仮にそれが引き金となって自己免疫疾患にかかっているのならば、おそらく治るのには長期間を要する』と言われました。また、10月、11月にも甲状腺の定期通院で病院に行ったんですが、やはり相手にしてもらえませんでした」

体の動きも思考のスピードもダウン

現在、主な症状となっているのが倦怠感だ。少し動いただけでも短距離をダッシュした後のような息苦しさがあり、おばあちゃんよりも歩くのが遅くなってしまった。病院では車いすを使い、スーパーではカートに寄りかかりながら買い物をしている。また、ブレインフォグの症状にも悩まされるようになった。思考力が落ちてしまって、電話で話をしていても、「今何を話していたんだろう」と一瞬わからなくなり、会話が止まってしまうことが増えた。文字を書いたり入力したりすることにも支障が出ている。

「手は震えていないんですが、力がうまく入らなくて、文字が歪んでしまうんです。漢字を書こうと思っても、どう書けばいいか忘れてしまって、『三』と書きたいのに『八』と書いてしまったりする。パソコンのタイピングも、以前なら『A』とか『W』とか勝手にホームポジションに行くのですが、それがどこだったかわからなくなって、止まってしまう。『S』だったら薬指と覚えているはずなのに、なんと表現したらいいのか、本当にわからない。それでタイピングがものすごく遅くなってしまったんです」

さらには車の運転にも支障が出るようになった。右を見ながら、右の方向指示器を出して、車線変更するという動作が、とても遅くなってしまったのだ。

「頭と腕の運動がつながらないんです。スピードを出すのが怖くなって、お年寄りのようにゆっくりでないと運転できません。危ないので、車の運転はやめてしまいました。スーパーに行けなくなったのが、メチャクチャ辛いです。家事はなんとかこなしていますが、朝起きて洗濯機のところまで歩くのも辛い。お風呂も怖くて、シャワーだけでもきつく、体力がなくなってしまうんです。夫や息子にも迷惑をかけています。本当に元に戻りたい」

胸痛もある。とくに買い物に出かけるなど、よく動いた日に胸が締め付けられるような痛みが出る。反対に、家でゆっくりしていると、胸痛になる頻度は減る。ある医師がツイッターで「ワクチン後遺症の人は、血栓を予防するのにアスピリンを飲むといい」と書いてあるのを見て、飲むようになった。

「アスピリンを飲むと、胸痛や息切れが和らぎます。もちろん、自分で勝手に薬を飲むことがいいとは思いませんが、病院が何もしてくれないので仕方ありません。医師が病人を治療してくれるのは当たり前だと思っていたんです。でも、その常識がガラガラと崩れて、世界観が変わってしまいました。これから、この世の中はどうなってしまうのか。コロナやワクチンで『陰謀論』と言われていることも、あながち嘘ばっかりじゃないんだなと思うようになりました」

言葉を封じ込められてしまう〝空気〟

坂田さんのまわりには、他にもワクチン接種後に体調不良に悩まされるようになった人がいる。妹の夫の会社の同僚（50代男性）は、2021年の6月か7月に接種した後、頭が割れるように痛くなって、ずっと会社に来ていない。ワクチン接種後に増えていると言われている帯状疱疹《たいじょうほうしん》の話もよく耳にする。耳鼻科を受診したときも、医師と患者との間で、『これは帯状疱疹ですね。顔面麻痺が残らないようにしておかないとね』という会話を聞いた。夫の父親もワクチンを打った後から口の中にヘルペスができて、熱ばかり出すようになった。他にも熱が下がらない人、めまいが止まらない人、しびれが治らない人がいる。

「自分が疑う目線でみているから、『ワクチンのせいではないか』と思ってしまうのかもしれません。『ワクチンはこりごり、3回目、4回目なんて冗談じゃない』という人も多いです。でも、みんなが打っているのに、コロナに感染して他の人にうつしたら、『打ってないからだ』と非難される。田舎の人はそれがいちばん怖いのだと思います。予防接種健康被害救済制度も、申請できないかと市役所に相談したんですが、『申請には大金がかかるし、救済されるまで20年、30年かかる。骨折り損のくたびれもうけで終わるよ』と突き放されました。私の症例もワクチンの副反応として厚労省には報告されていません。主治医に何度もお願いしたのですが、ダメでした。保守的な土地柄なので、ワクチンに疑問を差し挟めない雰囲気があるように思うのです」

その後、接種から1年以上経って、坂田さんは徐々に回復した。以前のように仕事や草刈りなど軽作業はまだ難しいが、家事は難なくできるようになり、杖をつけば買い物に行けるまで回復した。倦怠感もほとんど感じなくなった。だが、少しでも動きすぎるとめまいと下肢の脱力感が現れ、気持ちが滅入ってしまう。

真悟くんの場合◆「大丈夫だろう」親の判断で接種

接種後に異常な倦怠感に襲われ、学校に行けなくなった少年少女もいる。関東地方に住む真悟くん(仮名/取材当時13歳)は毎日元気に登校し、バトミントン部で運動に励む、健康そのものの中学生だった。小学生のときもサッカーや野球で体を動かし、これまで大きな病気をしたことがなかった。

真悟くんがワクチンを打つ前に、両親は職場接種でモデルナ製のワクチンを2回接種済みだった。二人とも腕の痛み以外に大した副反応はなかった。そのため、両親はワクチンの安全性には、何も疑問を持たなかった。父親が語る。

「私たちは二人とも同じタイミングで、7月に1回目、8月頭に2回目を接種しました。二人とも何もなかったですし、まわりでも子どもに打たせた親がいました。話を聞くと、熱が出ても2、3日で治まると聞いていたので、うちの子も大丈夫だろうと。それに、テレビでコロナにかかって後遺症に悩まされる人のニュースを見ていました。息子がコロナにかかるよりも、コロナ後遺症になったら怖いと思っていたのです。それで、ワクチンを打たせることにしました」

真悟くんが1回目のワクチンを接種したのは2021年9月17日の夕方。大きな最寄り駅の近くの病院だった。打った直後はなんともなかったが、めずらしく真悟くんは帰りの車のなかで眠ってしまった。ただ、その日は普段と変わりなく夕食を食べて、いつもの時間に床に入った。

そして学校に行けなくなった

異変が出たのは2日目のことだ。朝から倦怠感を訴えた。土曜日で学校が休みだったこともあって、真悟くんは一日中横になっていた。翌日、友達とサイクリングへ行く約束をしていた。日曜日の朝、怠さは残っていたものの、発熱はなく本人も大丈夫そうだったので、両親は真悟くんをサイクリングに送り出した。ところが、楽しそうに出かけた真悟くんが、家に戻ったときには、まったく違った様子になっていた。

「ぐったりして、とても辛そうでした。自宅から目的地までは結構アップダウンが激しい道で、片道2時間くらい自転車で走っていたのではないでしょうか。目的地で友達と遊んでいても、いつもの元気が出なかったみたいで、帰る途中、今までに経験したことのないようなひどい倦怠感を覚えたようです。やっとの思いで自転車をこいで、家に戻ってきました」(母親)

すぐにお風呂に入らせたが、上がってからしばらく経っても、すごい汗をかいていた。驚いて体温を測ると、37度8分の発熱があった。

「それから3カ月間、ずっと熱が下がらないんです。朝起きたときには平熱なのですが、夕方になると決まって37度を超える微熱が出ます。自律神経がおかしくなって、体温調節ができなくなっているように感じます。熱が出たかと思うと、35度台まで下がるときもある。1日のうちにすごく変動するんです」(同)

そして、ひどい倦怠感のために、学校に通うことができなくなった。ワクチン接種後最初の平日の朝、怠さはあったものの熱はなかったので、本人が「ちょっと行ってみる」と言って、学校へ向かった。ところが、授業にまったく集中できず、帰るころにはすごい疲労感で、やっとの思いで帰ってきた。先生の話がまったく頭に入ってこなかったと言う。それからずっと、学校に行かず家にいる。

「食事のとき以外は、一日中横になっています。机に座ることすらしんどいと言うので、『横になったままでもいいから、教科書を読んでみたら』と声をかけてみるのですが、それもできない。本どころか携帯の動画すらも、頭がぼーっとして、集中できないと言うんです。『教科書だけでも、一緒に読んでみる?』と声をかけてみたのですが、『ママの気持ちはわかるけど、できる状態じゃない。やっても集中できないから、頭に入ってこない』って。ブレインフォグもあるのではないでしょうか。寝たきりのようになったら怖いので、とにかくベッドからは出てもらって、リビングのソファで横になるように言っています」(母親)

まるで違う人になったような変化

食べ物の好みも変わってしまった。子どもらしく、ハンバーグ、ステーキ、焼肉が大好きだったのに、そういった味の濃い料理は食べたくないと言う。なので、野菜や鶏のささみを、さっぱりした出汁で簡単に煮たような料理を出すことが増えた。体を動かしていないせいか、食べる量も減った。接種前はがっちりした体形だったのに、見るからに筋肉が落ちてしまった。

話し方も変わった。接種前は普通にはきはきとしゃべっていたのが、だんだんゆっくりになった。両親は、倦怠感などの症状に伴う二次的なものだと考えているが、鬱っぽくなっている感じもする。悩んでいるせいか、口数も少なくなった。もともとは、学校のことや友達のことなど、男の子にしては両親になんでも話すほうだった。ところが、しゃべる気力自体がないようなのだ。さらに、こんな異変も起こっている。

「いろんなことに反応が鈍くなった一方で、音にすごく過敏になったんです。息子の名前を呼んだだけで、すごくびっくりする。『なんでそんなに驚くの？』って聞くと、『頭がボーッとしてるから、急にしゃべりかけられたように感じて、びっくりするんじゃない？』と、本人は話していました」(母親)

音だけでなく、痛みにも敏感になった。父親が語る。

「体が辛そうなので、たまにマッサージをしてあげるのですが、その後に軽くポンポンポンと背中を叩くだけでも、すごく痛がるんです。以前は、そんなに痛がっていませんでした。本当に敏感になったと感じています」(父親)

こうした症状だけでなく、学校に行けなくなったことも、真悟くんを苦しめている。父親が続ける。

「学校をずっと休んでいる後ろめたさで、普通に外を歩いているのを見られるのがイヤだという気持ちもあるようです。家にこもってばかりだとよくないので、犬の散歩に連れ出すのですが、30分くらい歩いただけで、ぐったりします。それに、本人も『すごく焦ってる』って。犬の散歩をしているときに、同じ中学校の生徒が通ったことがあって、『あっ、ヤバい、今、先輩がいた気がする。会いたくなかった』と話していました。自分はこんなに体調が悪いのに、みんなは元気に学校へ通っている。それを比べてしまうと言うのです。もう何カ月もまともに学校に行けてないですから、そう思うのも当然だと思います。とにかく今は、勉強は二の次でいいから、早く普通に戻りたいと」

学校の先生は、真悟くんの状況を理解してくれている。友人ともLINEでつながっていて、「大丈夫?」とメッセージが来ていた。両親からも「たまに友達とやりとりしたらいいんじゃない」ともちかけるが、真悟くん本人は「今は、そういう気になれない」と言って、友達と関わることもしなくなった。

「家族よりも友達優先で、あれだけ遊ぶのが好きな子だったのに、あの日からまったく変わってしまいました。学校の先生は時々電話をくれます。プリント類や定期テストの問題や、クラスメイトたちが取った授業のノートのコピーを持って来てくれました。でも、先生もお忙しいのか、あまり連絡が来なくなりました。一度、ワクチンを打って同じようになった生徒が他にもいないか聞いてみましたが、うちの学校にはいませんと言われました」(母親)

どうしても熱が下がらない

2021年9月25日、母親が県のワクチン副反応コールセンターに電話した。しかし、「冷えピタを貼ってください」というだけの対応だった。9月29日には、かかりつけの小児科を受診。医師は「ワクチンで同じようになった患者がいないので、わからない」と話し、特段検査をするでもなく、抗生物質(クラリスロマイシン)と抗ヒスタミン薬、解熱剤(アセトアミノフェン)を処方。そして、「静養して様子を見るように」と話した。

しかし、解熱剤を飲ませても、熱は下がらなかった。1週間後、あらためて小児科を受診。今度は、血液検査、心電図、レントゲンなど、一通りの検査を受けることができた。しかし、結果は異常なし。両親は大きな病院に行けばなんとかなるのではないかと考え、3回目に小児科を受診した10月11日、最寄りの私立大学病院への紹介状を書いてもらった。

10月13日、大学病院の小児科を受診。最初に真悟くんを診た医師は、「ワクチンの副反応かどうかわからない。もしかしたらそうかもしれないが、本当に何もわかっていないので、なんとも言えない」と話した。そして、原因となり得る可能性のある項目を潰していくために、かかりつけ医で行わなかった甲状腺ホルモンや、子どもがかかりやすいウイルスの抗体、アレルギーの原因物質などを調べる血液検査を行った。しかし、それでも異常は見つからなかった。

医師は、立ち上がったときに血圧が急に低下する「起立性調節障害」の可能性もあると話した。すでに様々な可能性を調べていた両親は、違うのではないかと思ったが、医師が血圧を上げる薬を飲むと倦怠感が改善する場合があると話したので、その薬を処方してもらった。しかし、その薬を飲んでも改善は見られなかった。

1週間後、大学病院を再診すると、初診とは別の医師が現れた。30代か40代の、まだ若手の医師だったが、その対応がひどかった。母親が話す。

「もらった血圧の薬を飲んでも変化がなかったと伝えたのです。そしたら、『ワクチンの後遺症？　そんなの、聞いたことない』って。私が『息子と同じような患者さんは他にいませんか』って聞いたら、『残念だけどいない』と言われたのです。それで、『保健室に登校はできる？』とか、『お母さん、学校にオンライン授業ができるよう掛け合った？』とか、そんな感じの話ばかりするんです。私は、漢方薬でもいいから出してほしいとお願いしたのですが、『とりあえず1週間、横になってないで、起き上がって生活してみよう』って。でも、そんなことは、家でとっくに試していたんですよ」

真悟くんは、診察室には歩いて入ることができる。だから、一見すると病気があるようには見えない。しかし、元気な頃に比べると歩くスピードが遅く、30分も歩くと息切れがする状態で、帰ると疲労感が半端なく、すぐに横になってしまう。まるで慢性疲労症候群のようだと両親は感じていた。

「1週間経過して、大学病院へ3回目の受診に行ったんです。それで先生に、『言われたとおりに生活しましたけど、治りません』と言ったら、『もう、わからない。ワクチンが原因かどうかも言えない』と。で、ここはもうダメだと思って、それっきり、大学病院には行っていません」

結局、両親が頼み込んで、風邪などで体力が落ちたときによく使う漢方の十全大補湯《じゅうぜんたいほとう》を処方してもらった。ワクチン接種の後に体調が悪くなった人には麻黄湯《まおうとう》と補中益気湯《ほちゅうえっきとう》がいいという書き込みをネットで見つけて、それらもドラッグストアで買って飲ませている。

また、鍼治療が効くかもしれないと思い、中医師（中国の伝統医療を実施する療法家）のもとにも通うようになった。中医師は、熱を下げるツボを狙って鍼を打ってくれた。しかし、やはり熱は下がらない。しかも、足の指と指の間や、すねのような肉の薄いところに鍼を刺すので真悟くんが痛がり、結局、5回ほどで鍼治療はやめてしまった。

それでも、「ワクチンのせいではない」

11月2日には、ワクチン後遺症患者を診療しているとニュースで知った、西日本の内科クリニックのオンライン診療も受けた。イベルメクチンやタチオン(グルタチオンの錠剤)、ビタミンB、亜鉛、マグネシウム等を飲むように言われて、ネット通販等で購入して飲んでいる。

「オンライン診療では子どもの顔色や様子まではわからないと思いますが、この先生はワクチンによる副反応だと認めて、他にもこういう患者さんがたくさんいると教えてくださいました。それがとてもよかったです。ただ、2回目のオンライン診療のとき、息子が受けてきた血液検査の結果を見てもらったんです。そうしたら、『こんな項目じゃ駄目だから、何とかと何とかと何とかを調べてもらって』って言われたんです。でも、それを聞いても素人だからわからないので、とても難しく感じました」(母親)

さらに現在は、かかりつけの小児科医に教えてもらった、コロナ後遺症とワクチン後遺症の両方を診ている近くのファミリークリニックにも通っている。その医師によると、実はワクチンで体調が悪くなった人を診てくれる窓口が市内に二つあるという。県内の大きな労災病院と公立大学病院だ。ただし、この情報は行政から医療機関向けに送られてくる、多数のお知らせメールに混じっていたものなので、見逃す人も多いのではないかと医師は話していた。

ワクチン接種後の体調不良の受け入れ窓口になっている医療機関を受診したいと思った両親は、ファミリークリニックの医師に紹介状を書いてもらい、12月15日に労災病院を受診した。

「12歳だからということで、ワクチン外来ではなくて、小児科に回されました。仕方なくそちらに行ったら、こどもセンター長が出てきてくれたのですが、『ワクチンによる副反応はない』って言い切るんです。『アメリカのCDC（米国疾病管理予防センター）や厚生労働省のなかにも、真悟くんのような後遺症の情報はまったくないから、ワクチンのせいではない』って。ただ、その先生は優しくて、他の病気を診てくれるのにはすごくいい先生だと感じました。『ワクチンのせいではないけど、体の中に何らかの不調があるのは確か。うちはできないから、大学病院で調べてもらおう』ということで、大学病院の小児科の紹介状を書いてくれたんです。でも、やっぱり何か情報がほしいと思って、その先生に『ワクチン外来ができているということは、ワクチン後遺症で来ている人がいるんですよね？』って聞いたら、

『ああ、ここじゃ、そっちの情報はわからないんだ』と言われてしまいました。全然連携がとれてないんです。結局、検査も処方もないし、無意味な受診になったと感じました」

その他にも、ワクチン後遺症を治せるかもしれないという情報を見つけて、Bスポット〔37ページ参照〕の治療も耳鼻科クリニックで受けた。しかし、改善はみられていない。他に、解毒にいいとされる松葉茶や、友達に教えてもらったノニジュースなどの健康食品も試してみた。しかし、きつい味がするだけでなく、精神的に落ち込んでいることもあって、真悟くんはあまり飲んでくれない。

「あとは、横浜で開かれたワクチンのシンポジウムに出席して、長尾和宏先生〔兵庫県尼崎市の長尾クリニック名誉院長〕にお会いしたときに、グルタチオンの点滴をしていると聞いたので、それも調べてみました。それで、美容外科医のクリニックでやっているところが多いことがわかって、いくつか電話してみたんです。でも、『12歳の子どもにはできない』って、全部断られてしまいました。それから、そのシンポジウムで、子宮頸がんのワクチンで体調がおかしくなったお子さんを持つお母さん方が、オーソモレキュラー〔分子栄養学〕という治療法も教えてくださったので、それをやっているY先生のクリニックに電話して、グルタチオンをお願いしたら、問診してから実際に使用できるかどうか検討しますと言ってください

ました。そのお母さん方も、Y先生のところにたどり着くまで、3年かかったとお話しされていました」(母親)

国の受け皿の必要性

真悟くんの体調が悪くなって、母親はこのワクチンや国に対する印象が大きく変わった。以前は、夫婦ともネットやツイッターで情報を得ようとすることはなく、テレビやネットのニュースを見るだけだった。しかし、ワクチン後遺症のことを知るためにツイッターを始めて、こんなにもワクチンの危険性や後遺症の情報があることを知った。これまでテレビやネットのニュースで流れていることをそのまま信じて、ワクチンに関してはまったく疑いを持っていなかった。

「もっとニュースを疑えばよかったと思っています。ワクチンを受けるかどうかは本人の自由ですが、国はメリットとデメリット両方を伝えるべきです。でも、メリットしか伝えませんし、不都合なことは本当に深くまでネット検索しないと出てこないことを初めて知りました。それに、こういう情報って、削除されちゃいますよね。私、普段、そんなことしないんですが、情報を集めたくて、ヤフーニュースのコメント欄に息子のことを書いたんです。そうしたら、全部削除されました。ＡＩがチェックしているのでしょう。ワクチンのことを悪く書くと削除されるというウワサがあって、ウソなんじゃないかと思っていましたが、本当なんだと驚きました」

また、真悟くんだけでなく、接種後に体調が悪化したという人の話を周囲でも聞くようになった。

「会社でもあらためて聞いてみると、モデルナを打って2回目で結構熱が出たという方が多かったです。ほとんどは一日、二日でよくなりますが、同じ会社の人で、ワクチンを打ってから、ずっと体調が悪いと話している男性がいると聞きました。それから、知り合いに聞いたのですが、都内に住んでいる浪人生の子が、まったく息子と同じで倦怠感が強く、脱毛もあるそうなんです。そのお母さんも、いろんな病院を回ったけれど、治らなくて、『もう大学受験は難しいだろう』と話していたそうです。私たちは、息子は明らかにワクチンが原因だと考えています。だって、接種当日の夕方まで元気で、毎日学校に通っていたんですよ。『ワクチンのせいかわからない。治療法も確立されていない』と言いたいお医者さんの気持ちもわかりますが、だからこそ、国が受け皿をつくって、診てくれるお医者さんを増やさな

くてはいけないのではないでしょうか」(母親)

治療法を模索する日々

その後の真悟くんの経過について、母親から手記をいただいたので、ほぼそのまま掲載する(なお、具体的な医師名、医療機関名などは匿名とした)。

12月の終わりから22年1月にかけて、Y先生のクリニックで、グルタチオンやビタミンの点滴治療をしていただくことができました。Y先生は手探りですがやってみましょうと、とても親身になってくださいました。10回点滴を受け、残念ながら息子には効果はありませんでしたが、先生の対応に心は救われました。

その後、痛さのあまり断念していたBスポット治療を再開しました。Bスポット治療は医師によりかなり腕に差があるため、3軒の耳鼻科を回り、合計38回受けました。

内視鏡で見た息子の鼻喉の奥はひどく炎症を起こしており、
アデノイド（上咽頭にあるリンパ節のかたまり）肥大もあり、
正常であればツルツルのはずの表面は炎症のためボコボコでした。
ワクチンにより免疫力が著しく低下し、
通常ならば勝てるはずの菌にも負けてしまい、
息子の上咽頭はあんなにもひどい状態になってしまったのだ、
ワクチンが荒らしたのだと思っています。

並行して、県内の医大病院のコロナ後遺症外来で、
ワクチン後遺症も診てくれるという情報をツイッターで入手し、受診しました。
年齢のため小児科に回されましたが、
医師は「自分はワクチン推進派だけれど」と前置きをし、
「でも、ワクチンで体調を崩している人はたくさんいる」とおっしゃっていました。

小児科では、起立性調節障害の検査のみしてくれ、
異常はなかったもののその疑いということで、
心拍数を下げる薬を処方され試しましたが、まったく効果はありませんでした。

優しい医師でしたが、他の検査はしないし、他の薬は処方しないという方針で、これ以上受診しても無意味だと感じ、診察はこちらから打ち切りました。

そんななかツイッターで、「rTMS治療（反復経頭蓋磁気刺激療法。パルス磁場による誘導電流で特定部位の神経細胞を繰り返し刺激する。これによってうつ症状などを改善できるとされる）」が慢性疲労症候群に効果があるかもしれないという情報を入手し、同じ医大病院のリハビリテーション科に自ら問い合わせて、「なんとか息子にrTMS治療してもらえないか」と頼み込みました。

とてもいい先生で、手探りですがやってみましょうと引き受けてくださり、13回受けました。治療前に脳スペクト検査（脳血流を調べる検査）を受けたところ、とくに後頭葉の血流が落ちているという異常な結果が出て、覚悟はしていたものの、実際に画像で異常を目の当たりにし、ワクチンのせいで脳がこんなことになるなんて……とかなりショックを受けました。

rTMS治療は劇的な効果はありませんでしたが、

労作後に増す疲労感の強さが少し軽減しました。

並行してBスポット治療も行っていた為、何による効果なのか、時間薬によるものなのか、わかりません。


7月は週2回ペースで「モルフォセラピー（脊椎のズレを治すことによって、様々な症状を改善させるという民間療法）」なるものにも通いました。

こちらもツイッターで得た情報で、ワクチン後遺症で痛みがある人に効いたと知り、藁をもすがる思いで通いました。

しかし息子には痛みの症状が無かったためか、倦怠感やブレインフォグにはとくに効果はありませんでした。

ですが、この頃から「サイクリングやボーリングがやりたい」と言い出し、少しずつですが身体を動かせるようになりました。無理をすると、倦怠感やブレインフォグが悪化するので、
本人なりにここまでなら大丈夫というペースをつかんで、動くという状態です。
まだまだワクチン接種前の身体には程遠いレベルです。

ｒＴＭＳ治療中に、医大病院の耳鼻科でもＢスポット治療を受けました。
こちらも表向きはコロナ後遺症の患者さんが対象なのでしょうが、息子を快く診てくださる先生がいらっしゃり、本当に助かりました。

以前にツイッターで、とある耳鼻科医が
「自分の患者さんのアデノイドをきれいに切除したら、ブレインフォグに著効した」
とツイートされているのを見て、
医大病院の耳鼻科の先生に息子のアデノイドを切除してもらえないかとダメ元で相談したところ、なんと手術をしてもらえることになりました。
実験的になるがやってみましょうと言ってくださり、
あらゆる可能性を試したい私たちにとっては、本当にありがたいことでした。

8月末にアデノイド切除手術を受け、その効果ですが、
ワクチン接種以降初めてブレインフォグが晴れるときがある！
とのことで息子は手術してよかったと言っています。
全身麻酔の影響か、手術前の体調にもまだ戻っておらず、
効果の判定はまだできませんが、期待しているところです。

現在は新たな鍼治療に通っています。
近々漢方クリニックにも行く予定で、まだまだ治療は続いています。
まだ学校へは通えていませんので、普通の生活への道のりは長そうですが、
治療に協力してくださる医師たちには本当に本当に感謝しています。
ワクチン後遺症を積極的に診てくださる医師がもっと増えることを切に願いますが、
国が環境を整えない限り難しいだろうと思っています。

第4章
持病の悪化、胃腸障害等

松井さんの場合◆血小板減少症の持病

ワクチン後遺症に悩む人の多くは、もともと持病のない人たちだ。しかしなかには持病があり、それがワクチン接種を契機に悪化した人もいる。

中部地方に住む看護師の松井涼子さん（仮名／40代・ツイッター名・ガーベラ）がそうだ。彼女は3人の子ども（娘2人と息子1人）と夫の5人家族。6年前に職場復帰し、週に3回、パートの病棟看護師として働いていた。

持病がわかったのは、長女を出産した14年ほど前のことだ。職場の健康診断で血小板が少なく、再検査が必要という通知を受けた。市民病院で再検査をしたところ、正常値が15万～33万／μℓのところ、5万前後まで下がっていた。そのときは治療せず、2カ月に1回の検査で様子を見ていたが、2人目の子どもを妊娠したときに、血小板が3万まで下がっていた。そこで、精密検査をするために背骨に針を刺して組織を取る骨髄穿刺《せんし》を行ったところ、「特発性血小板減少性紫斑病（ＩＴＰ）」であることがわかった。

ＩＴＰは、血小板が脾臓で破壊され、減少してしまう難病だ。血小板に対する自己抗体ができることが原因と考えられている。血小板は血を固める役割があるため、減少すると出血しやすくなり、皮膚に点状や斑状の紫斑ができる、また、歯茎から出血しやすくなる、鼻血が出やすくなる、便や尿に血が混じる、月経過多になりやすい等の症状が出て、重篤な場合には脳出血を起こすこともある［公益財団法人難病医学研究財団「難病情報センター」ホームページより］。

ただし、松井さんの場合は軽症だったため治療は不要とされ、そのまま10年前に長男、7年前に次女を出産した。その後は自然に血小板の数値が正常値近くまで戻り、寛解《かんかい》状態と診断されていた。1年に1回健康診断を受けて、「低ければまた受診を」と言われていたが、その後は下がることもなく、10年ほど問題なく生活していた。ワクチン接種前も2020年11月に検査を受けて、血小板の数値が18万と正常範囲内だったので、とくに気にすることもなく過ごしていた。人間関係に悩むことがあり、心療内科で睡眠導入剤を処方してもらっていたが、他に持病もなかったので看護師の仕事を続けていた。

そんな松井さんが職場でファイザー製のワクチンを接種したのは、2021年の4月末と5月末。医療従事者なので接種のタイミングが一般より早かったが、当初はワクチンに対して何の疑問も持っていなかった。

「ワクチンを打てばコロナが落ち着いてくると期待していました。職場には高齢の患者さんもたくさんいたので打つのが当然で、むしろ早く接種したほうがいいと考えていました。コロナに関しても怖いというより、自分が感染して患者さんにうつしたら病院が全滅するんじゃないかと思っていて、そっちのほうが怖かったんです。まわりのスタッフもコロナをすごく警戒していて、なるべく外出しないようにしていました」

1回目の接種のときには、目立つ副反応はなかった。半日ほど経ってから腕が上がらなくなり、一時的に運転がしづらくなったが、「腕がここまでしか上がらない」と同僚と笑い合うくらいの余裕があった。上がらなかった腕も、いつの間にか元に戻っていた。

2回目の後に紫色の大きな痣、急激に悪化

だが、2回目の接種後に異変が現れた。朝10時に接種して、日中は少し怠く、腕が痛いくらいで済んでいたが、夜中の3時頃に体中が痛くて、しんどくて、目が覚めた。まるで、インフルエンザにかかって、38度の熱が出たときのような感覚だった。そこから眠れなくなり、リビングで消炎鎮痛剤を飲んで、そのままソファで眠ってしまった。

翌日、子どもたちを学校に送り出した後、一日中家で寝ていた。そのおかげか一度は元気になり、翌々日、派遣看護師として企業の健康診断の仕事に出かけた。帰宅後も怠さのような症状はなく、異変は感じなかった。ところが、お風呂に入ったときのことだ。見慣れない

痣が体中にできているのに気づいた。

「最初はどこかにぶつけたのかなと思いました。病棟では高齢者を移動させたりするので、いろんなところにぶつけて、よく痣ができるんです。でも職場を変わったのに、おかしいなと思いました。ぶつけた痣なら黒っぽくて、まん丸で、そんなに大きくありませんが、両足のふくらはぎや太ももに、15㎝にもなる紫色の大きな痣がいくつもできていました。それから、お風呂で温まって痒くなったところを掻いたら、赤い点状の出血がバババババッと出ました。通常、血小板の数値が正常なら、掻いた程度ではこんなに出ないので、血小板が下がったのかもと、ＩＴＰのことが頭をよぎりました。でも、他の症状がなかったので、そのときは大丈夫かなと思ったんです」

しかし、心配になって、ネットで「コロナワクチン　ＩＴＰ」と検索すると、米国の医師がワクチン接種後に血小板減少症を起こし、脳出血で死亡したという記事が出てきた。恐ろしくなったが、採血をして血小板の値をチェックすれば安心できるはずと思い直し、夫に「病院に行ってみようかな」と話した。その日は土曜日だったが、月曜日は子どもたちの学校がたまたま休みだったので動きにくい。その後に受診するとなると火曜日になる。そこで、土曜日に空いていて、すぐに診てくれる病院を探し、受診することにした。

その病院の医師に、ワクチンを打った後に痣が急に増えたことと、ＩＴＰの持病があることを伝えると、「紫斑が大きくて、多いので検査しましょう」と告げられた。しばらくすると、看護師が「出血止まってる？」と尋ねてきた。血液検査値を見ると、血小板が2万5千まで落ちていた。

「医師から『放置できる値ではない。今すぐ市民病院に電話するから行ってほしい』と言われました。そのときは、入院までは想定していなくて、『3万切ってるし、治療しないとダメかな』というくらいで、危機感はありませんでした。なので、自分で運転して市民病院の救急外来へ行ったんです。病院に着くと研修医の先生だけでなく、後で主治医になる血液内科の先生も駆けつけてくれていました。そして、もう一度採血して調べてみたら、たった2、3時間で血小板が1万まで下がっていたんです。血液内科の先生が『こんな短時間で、ここまで減るのは早すぎる』と驚いて、すぐに入院することになりました」

松井さんが「荷物を取りに家に帰っていいですか」と聞くと、医師は「えっ、帰るの？一人で運転して病院に来たの？」と驚いた。そして、「とにかく短時間で済ませて、事故を起こさないように。来るときは必ずご主人に運転してもらうように」と注意されて、家に帰してくれた。

「もし火曜日まで受診を延ばしていたら、命に関わっていたかもしれない。それくらい、切迫した状態でした。実はその夜、『奥さんがいる前で話したくなかったので』と医師から夫に電話があり、『ワクチンでの死亡例も少なからずあり、致死的な出血が起こる可能性があります』と伝えたそうです」

吐き気がして、ごはんが食べられない

荷物を取って病院に戻って来たときはもう夜だったが、すぐにステロイドを大量に内服するよう言われた。それを飲んで翌朝採血すると、血小板は2万まで回復していた。医師は「明日は1万を切ってるかも」と心配していたが、薬の反応が早いことに驚いていた。入院当日と翌日の体調は悪くなく、血小板が回復してきたこともあって、松井さんはすぐに退院できると期待した。

ところが、入院して2日後から、様々な体調不良が現れ始めた。吐き気がして、ごはんが食べられない。トイレで気分が悪くなって、病室に戻れない。さらに、ベッドで横になっていると、急に息ができなくなった。慌ててナースコールを押すと、心電図を取ってくれたが、

何も異常は見つからない。通常、ステロイドを大量に使うと、元気になって食欲が出るはずだが、体調は悪くなる一方だった。医師は「ステロイドの影響かな。ワクチンも打ったから、それもあるかもね」と話した。

ただ、ステロイドのおかげか、血小板の数値は正常値近くに戻りつつあった。それを見て医師は、「外来の治療でいいかな。お子さんもいるし、退院でいいかも」と話してくれた。ところが、今度は退院の前日に37度8分ほどの熱が出た。原因は不明だったが、抗生物質での治療が始まった。退院は延期となった。

「吐き気があって食べられないし、体がしんどい。そのうえ原因不明の熱が出て、気持ちも落ち込みました。退院が延期になった後、血小板が通常の3倍くらいの早さで減少し、もはやステロイドでは止められないということで、レボレード（一般名・エルトロンボパグ オラミン／トロンボポエチン受容体作動薬。赤血球、白血球、血小板などを増やす薬）に切り替えることになりました。ステロイドは減量することになったのですが、減らしても体調は変わらず、むしろひどくなっていきました。先生や看護師さんは食べるように言うのですが、食べたくても吐き気があるから食べられない。さらに、今度は味がわからなくなって、味覚障害のようになりました。病院食なので味が薄いはずなのですが、すごく塩辛く感じたり、甘く感じたりするんです」

食べられないので、身長152cmで46kgほどあった体がやせ細り、最終的には36kgまで落ちた。栄養補給のために腕から点滴をしていたが、もともと血管が細いせいもあって、針を刺せなくなった。そのため、首の静脈から高カロリー輸液を入れる中心静脈栄養（IVH）を行うことになった。さらにステロイドの副作用なのか、精神的にも不安定になり、毎日涙が出た。主治医が消化器科、口腔外科、耳鼻科など、院内の様々な診療科を受診させてくれた。しかし、どの診療科の検査を受けても異常がなく、結局、食欲不振や味覚障害の原因はわからなかった。

摂食障害？ 入退院を繰り返す

松井さんには、長女を出産して1年ほど摂食障害になった時期があった。そのため摂食障害も疑われ、心療内科を受診することになった。同科の医師は、「食欲不振の原因として、ワクチン接種、ステロイド治療、急激な体調不良があり得る。摂食障害の患者さんが話す言葉ともちょっと違うので、今の段階では摂食障害とは判断できない」と話した。ただし、精神的に不安定になっているとして、抗うつ薬を飲むことになった。

こうした経緯もあり、1回目の入院は3週間になった。レボレードのおかげで血小板の数値は安定し、ITPに関しては入院の必要がない状態まで回復したが、なぜか食べることができない。そのために全身の状態が悪く、退院させてもらえない。医師に「口から食べてほしい」と言われても、どうしても食べることができない。手をつけていない病院食を見た配膳係の人に、「また後で取りに来ましょうか」と声をかけられ、毎回「食べられないのでいいです」と答えることも、松井さんにとって苦痛となった。

「まったく手をつけられないのに、毎回食事代を払うのも辛くなって、『食事を止めてほしい』と先生に言ったのですが、『止めちゃうと食べる量がゼロになっちゃうでしょ？　だから止められない』と言うんです。『(院内の)売店に行って、好きなものを食べていいよ』とも言われるのですが、食べたいものがなかったら、意味がないですよね。言い方はすごく優しいのですが、毎回『口から食べないと、ずっとIVHになっちゃうから』と言われるのがすごい嫌で、ものすごく泣いたんです。結局、病院としては限界ということで、夫と先生たちが相談した結果、家族となら食べられるかもしれないからと、退院することになりました」

週に3回外来で点滴するという約束で3週間ぶりに家に戻ったが、倦怠感がひどく、ずっと横になったままだった。食べられなくて体力がないだけでなく、入院生活が長くなって筋力も落ちてしまったため、階段を昇るのも辛かった。がんばって食べようとするが、味がわからなくて、好物だったものすら体が受けつけない。入院中は24時間点滴でしのげていたが、外来では高カロリー輸液ができず、栄養を十分摂ることができなかった。そのため体調はさらに悪くなり、結局、1週間もたずに再入院することになった。

「病院に戻っても、病院食が出てくること自体が苦痛ですし、味覚障害や不調は治せないと先生に言われて、ますます辛くなりました。病室で泣いていると看護師さんが来てくれて、話を聞いてくれました。それでいったんは立ち直るのですが、またすぐに落ち込んでしまう。精神的にとても不安定でした」

退院すると栄養不足になり、入院を余儀なくされる。しかし、入院すると精神的に不安定になり、退院せざるを得なくなる。8月末までこのような状態が続き、結局、接種後3カ月の間に入退院を3回繰り返した。3回目の入院のとき、「もしかしたら味覚が戻るかもしれないし、胃を動かすためにも鼻から胃に栄養を入れるのがいい」と、心療内科の医師から経鼻栄養チューブを勧められた。しかし、辛すぎて1分ともたず、最終的に、松井さんが主張して、抗がん剤治療でもよく使われるCVポート（皮下埋め込み型中心静脈アクセスポート）を造って、そこから栄養を摂ることになった。

「点滴していれば病棟の談話室に行って、比較的元気に過ごすことができました。なので、CVポートをつけて、家で栄養を摂ることで、最低限の家事などをして家族と過ごしたいと言ったんです。最初は先生も『前例がないから、その年齢で在宅介護はできない。末期がんでもないから、訪問介護に入ってもらうのも難しい』と話していました。でも、結局いろいろ在宅療養の方法や手続きについて調べてくれて、自宅でCVポートを使って栄養を摂りながら、在宅療養できることになりました。今も、土日以外の週5回、訪問看護師さんがやってきて、栄養補給をしてくれています。そのおかげで今、こうして動くことができているんです」

医者の言葉に切り裂かれる心

しかし、精神的に不安定だった松井さんに追い打ちをかける出来事もあった。退院中、国の予防接種健康被害救済制度に申請するため、病院にカルテ(診療録)開示を請求したときのことだ。そこに書かれていた主治医の言葉にショックを受けた。

「患者が読む前提で書いていないのはわかっていたのですが、『昨日は元気だったけど、些細なことで鬱になる』とか『入院中に落ち込むと、看護師が話を聞くのに巻き込まれる。業務に支障が出るので短期入院にする』といった主治医の記述があって、すごく傷ついたんです。看護師さんのなかでも話を聞いてくれるのはごく一部の人たちだけでしたし、私から話を聞いてくれとお願いしたわけではありません。私が泣いているのを見て、声をかけてくださったから話したんです。先生に、そう受け取られていたことが、すごくショックで……私自身も看護師なので、みんなが忙しいことはわかっています。迷惑をかけてはいけないと、気を遣いながら入院していたのに……みんな優しかったけど、本音は違ったのかなと」

また、心療内科の外来でカウンセリングを担当した臨床心理士の記述にも傷ついた。

「その方は女性で、すごくいい方だったんです。1時間話を聞いてくれて、いろんな気持ちを話したのですが、私が伝えたこととはまったく別の考えが書かれていました。私は心から治りたいと思っていますし、娘の中学生活最後のバスケット大会を見に行きたくて、それを目標に治療したいと伝えていたのですが、『バスケの大会を見に行きたい気持ちはあると言いつつも、治ろうという気がないように感じられる』とか、『ワクチンのせいで何もかも奪われた、そういった、何かのせいにするような発言が多い』などと書かれていました」

もう、死んでしまいたい

また、本人や家族が「違う」と訴えているのに、心療内科医が摂食障害にしようとしていることも、松井さんの不信感を募らせた。摂食障害を経験したことはあったが、本人はそのときと今回は明らかに違うと感じていた。体重が33kgになると命に関わるので、「精神科病棟のある大学病院を紹介させてほしい」と医師から言われたが、松井さんは断った。

もともとは、食べることも飲むことも大好きだった。紅茶やカフェオレをよく飲んでいたが、味覚が変わってしまったため、水しか飲むことができない。食べられるものは少しずつ増えていったが、最初は柿ピー、かば焼き味の駄菓子、ポテトチップスの塩味、ベビースターラーメン、あんバタートースト、芋けんぴ、干し芋くらいしか食べられなかった。野菜も食べることができない。生春巻きが大好きだったので食べてみたが、途中から猛烈な吐き気がして、もどしてしまった。唐揚げも好きだったが、鶏肉が苦手になった。魚も匂いを嗅ぐだけで拒否感を覚え、まったく食べられない。

在宅で栄養を摂れるようになったおかげで少し動けるようになり、週の何回かは松井さんが家族の食事を作っている。しかし、料理中に気分が悪くなってしまうので、味見することができない。キッチンに立つのも一時間が限界で、息苦しくなってめまいがしてくる。夫に訴えると、材料を切って入れるだけで料理ができる自動調理器を買ってくれた。今はほとんどそれに頼って料理をしている。

「夫はワクチンのせいだとは思っていませんでした。だけど、夫に『死んでもいいか』とLINEをしたら、『そんなに思いつめていたのか』と、やっとわかってくれました。それをきっかけに、『生きていてくれれば、何もしなくてもいい。子どものそばにいてくれればいい』と言ってくれるようになりました。朝、洗濯物を干して、子どものごはんを準備し、ごみ捨てをしてくれます。買い物や夕飯の洗い物もしてくれるようになりました。子どもたちの習い事やクラブの送迎もしてくれています」

松井さんはITPの持病があるため、特定疾患の受給者証を支給されており、医療費は月約1万6千円が上限額となっている。そのおかげで、医療費は安く抑えられているが、毎月最低でも1万6千円が出ていく一方で、看護師の仕事で得ていた月10万円近くの収入を失った。そのため、家計もきつくなってしまった。そのことも、松井さんを追いつめている。

「私が生きていることでお金がかかる。死んでしまったほうが、家族に負担がかからないんじゃないか。そう思ってしまうことがあるんです。いまでも毎日、死にたいと思っています。4回目の入院のとき、鬱状態がひどくなって、1週間ほどレボレードを飲まなくなったことがあるんです。薬をやめたら血小板が下がって、病気で死ねるのではないか。そうすれば、ママは血小板の病気で死んだことになるので、子どもたちも救われるのではないか……。だけど、子どもたちの心が傷つくことを想像したら、死ぬことはできませんでした」

家族を分断するワクチン後遺症議論

ツイッターを見ると、医師たちがワクチンとの関連を認めてくれず、診てくれるところがないと訴えるワクチン後遺症の人がたくさんいた。でも、松井さんの主治医も、心療内科医も、見放さずに診てくれている。主治医はＩＴＰの再発はワクチンと関連があると認めてくれて、厚労省の副反応疑いにも報告してくれた。

「私は恵まれているんだと気がついて、それでＩＴＰの治療をしないのはよくないと思い直すことができました。主治医の先生は、私がカルテを見てショックを受けたことも知っていて、看護婦さんたちに『松井さん、来なくなるんじゃないか』と心配して話していたことを後から知りました。私が病院に行ったら、何もなかったように笑顔で話しかけてくれた。その先生を裏切るのはいけない。そう思い直して、またレボレードを飲むようになりました」

松井さん自身は反ワクチンではなく、今でも予防接種は大切だと考えている。これまでも子どもたちには、躊躇なくワクチンを受けさせてきた。絶対に安全な薬はないが、予防接種のおかげで助かった命もあると思っている。しかし、自分が接種後に健康を失っただけでなく、接種後に体調不良を訴える人がたくさんいることを知って、コロナワクチンに関しては、デメリットがメリットを上回るのではないかと思うようになった。今はコロナワクチンのメリットは考えられないと話す。

「実は15歳の娘にも接種券が来たのですが、私は打たせたくありませんでした。私と血がつながっているので、もしかしたら同じようになるかもしれないと思って、怖かったんです。夫も、自分の妻がこうなったわけですから、躊躇するのではないかと思っていました。ところが、迷いなく娘には打たせると言うので、びっくりしました。夫はいいことばかり信じ込んでいて、『君のケースはまれだ。ワクチンで救われる人のほうが多いんだ』と理詰めで説得してくるんです」

それだけでなく、学校の問題もあった。「ワクチン接種をした人だけ、部活や行事に参加していい」という旨の通知が来たのだ。さらに夫は、「勉強を頑張ってきたのに、コロナにかかってしまったら、高校を受験することすらできない。周りも巻き込んでしまう」と主張した。松井さんと夫の考えは、まったく噛み合わなかった。

「娘に聞いてみると、両親の間に挟まれ、『どっちでもいい』と言いました。だけど、夫がクラブの迎えのときに、娘と二人で話したみたいで、『打ちたいと言ったから予約するね』と言ったそうです。私は絶対誘導したと思って、納得いかなかったんですが、本人が望んだ以上、止めることができない。それに、周りの友達と同じように生活できないのもかわいそうだと思って、強く反対することができませんでした。

1回目の接種後、娘は発熱しました。すごく怖くなって、夫に『2回目はやめようよ』と言ったんですが、『なんで止めようとするんだ』と反論されました。ワクチンの話になると、険悪な雰囲気になる。それが嫌で、口に出せなくなってしまうんです。娘は2回目の接種後も発熱したのですが、幸いなことに何事もなく、今は元気に過ごしています。でも、もし何かあったら、一生夫を許さなかったでしょう。娘が私と同じような身体になったら、一緒に死のうと思うくらい覚悟しました。今でも昼寝ばかりしている娘を見ていると、もしかしてワクチン後遺症なのではないか……と思うことがよくあります」

夫は、松井さんのケースはまれだと言う。しかし、後遺症で苦しむ人や死亡した人が、「運が悪かった」では済まない数になっているのではないか。「コロナワクチンの接種で苦しんでいる人がいることを、政府やマスコミは隠さないでほしい」と松井さんは訴える。

「CMでイケメンのサッカー選手や人気の監督さんを使って、ワクチンを打つメリットばかり強調してくる。そういうのを見ると、とても嫌な気持ちになるんです。毎日死にたいと思うくらいに、生きるのがしんどい身体になってしまった。私は自ら接種を望んだけれど、過去に戻れるなら、このワクチンは絶対に打たなかったと思います」

その後、松井さんの病状は改善せず、2022年6月にまた入院となった。その際、病院のクラスターに巻き込まれ、コロナに感染して発症した。そのときの体験を、松井さん本人が手記にして寄せてくれた。

ツイッターで感染したことを投稿すると、
読んでいられないほどたくさんの誹謗中傷が来ました。

◆医療従事者なのに考えもなく接種したバカ
◆接種したからコロナにかかったことをいまだにわからないのか
◆ワクチン後遺症なら、接種したからこそ悪化したとツイートしろ
◆コロナなんて存在しないのに、こういうバカな奴のせいで広がる

実際私はコロナに感染し、血小板が5000に下がり、輸血も2回したし、意識もなくなりました。もちろん無症状の人もいるし、軽く済んでいる人たちもたくさん存在すると思います。

私の場合は呼吸器をつけていないので、コロナとしては軽症と判断されましたが、免疫力の低い血液疾患の患者にとっては、風邪やインフル程度の症状ではありませんでした。
それがワクチンを接種したせいだと言われても、
とっくに1年以上経っているのに……。

そのときの主治医は今までずっと支えてくれていた医師ではありませんでした

（休職してしまっていたからです）。
体調が回復した後、その医師に
『ワクチン後遺症は入院していても治りませんから‼』とアッサリ言われ、
私に相談もなく勝手に家族に連絡を取り、追い出されるように退院させられました。

私はそれ以来、その医師と会うだけで不安定になり、
受診も拒否するようになりました。
その翌月も、CVポートの感染で入院したのですが、
主治医を変えてくれるという約束で受診しました。
そのときも本来の主治医が不在だったからです。

その医師は、CVポートを抜去した日の夕方、
私に『ITPと食欲不振は関連がないので、
今後は食欲不振のほうは心療内科の先生にお任せしようと思います。
なので、血液内科からCVポートの再造設の依頼はしません』と言ったんです。
内科の医師にも関わらず、血液しか診ない！と。
そして心療内科の先生は

『食べられない私は、どうやって生きていったらいいんですか？』と聞いた私に、『NGチューブ（経鼻胃管）を入れたらいいんじゃないですか。僕からは絶対にCVポート造設の依頼はしません』とアッサリ答えたんです。

絶望感でいっぱいでした。感染してしまったCVポートを抜去して、新たに作り直すということで抜去することに了承し、受診したにもかかわらず、抜去してしまった後で、2人の医師に再造設はしない、専門外だから知らない、関係ないと言われ、見捨てられたようなもので……。泣き崩れて、立ち直れなかった私を見て、看護師さんが先生と話をしてくれましたが、何も状況は変わりませんでした。泣きながら電話をした在宅の先生だけが、

「なんとか方法を考えるから、体調がよくなったら退院しておいで」

と言ってくれました。

今現在（2022年10月初め）、CVポートはなく腕からの点滴もアレルギーのようになってしまい、栄養を摂ることができなくなってしまったので、口から食べることができる限られた物だけをなんとか食べて生活しています。

訪看（訪問看護師）さんと在宅の医師が様子を見に来てはくれますが、受診もできないので耐えるしかない日々です。

38度の発熱が2週間以上続いていて、体重も34kgまで落ちてしまいました。今はこんな体で、医療にも見捨てられ、かなり医療不信に陥っています。在宅の先生にも訪看さんにも見捨てられてしまうような気がして、不安でたまりません。

他の病院もきっと同じだと思うと受診できないし、何よりも医療費がかかると思うと家族に迷惑がかかってしまうので言い出すこともできません。

木村さんの場合◆1、2回目とも2週間後から異変

ワクチン後遺症の当事者の話を聞くと、胸が潰れるような苦しさを覚える。しかし、希望は捨ててはいけない。症例提示の最後に、症状が改善した人の例も紹介したい。

大阪の会社に勤める木村愛美さん（仮名／30代）が接種を受けたのは、職場から近い自衛隊の大規模接種会場だった。1回目が2021年7月30日、2回目が8月27日。いずれもモデルナ製だった。

「ワクチン接種が始まる前の話ですが、私の夫の同僚で50代の男性がコロナに感染し、生死の境をさまよったんです。1週間意識不明になり、人工呼吸器をつけて、エクモ（ECMO＝体外式膜型人工肺）の一歩手前までいったそうです。お酒は飲みますが、喫煙はしておらず、筋肉質ですごく元気な人でした。幸いなことに回復しましたが、そんな健康な人でも重症化するとは、なんと怖い病気なんだと。それで、私たちもワクチンを接種しなければと思ったんです」

木村さんの場合、1回目から異変があった。接種から2週間後、動悸、息切れ、体がほてる、顔だけ汗をかく、順調だった生理が1週間ほど遅れるという症状が出た。木村さんがネットで検索すると、そのまま更年期障害に当てはまるような症状だった。「命の母」（更年期障害に効くとされる漢方薬やビタミン類を配合した市販薬）を飲むと、動悸などの症状は治まった。それもあって、木村さんは2回目を打つことにした。念のため、接種前の問診でも医師に相談をしたが、やはり「問題ない」との回答だった。

2回目接種後、しばらくは何事もなく、元気に過ごしていた。ところが、2週間ほど経った頃のことだ。また胸痛や息切れが起こり始めた。心配になった木村さんがネットで調べると、肋間神経痛くらいしか当てはまる病気がない。だが、ツイッターで検索し直してみると、「ワクチン接種後に肋間神経痛になる人が多いらしい」という書き込みがあった。さらに、「接種後に息苦しくなった」「倦怠感がずっと続く」といった書き込みもあった。木村さんは、もしかしたらワクチンが原因かもしれないと思い、近くの呼吸器科クリニックに行き、検査を受けることにした。

「血液検査とレントゲンを受けても異常がなく、お医者さんからは『病気ではない』と言われました。『ワクチンは関係ありませんか?』と聞いてみたんです。すると、お医者さんは『ワクチンの副反応は2、3日くらいしか続かないから、絶対にワクチンのせいではない』と言い切りました。薬の処方もしないというので、『お薬を処方してもらうとしたら、どんな感じになりますか』と聞いたら、『精神安定剤だ』と言うので、『じゃあ、いいです』と断りました。メンタルは不安定じゃなかったので、そんなふうに言われて、ちょっとびっくりしました」

死ぬかもしれない……からの特効薬との出会い

しかし、木村さんの症状はこれで終わらなかった。接種から40日後、ひどい胸やけがして、ごはんが食べられなくなった。少し歩いただけで、激しい動悸も起こる。ドライヤーをかける、洗濯物を干すといった、上半身を使う運動をするだけでも動悸、息切れがして、激しい疲労感を覚える。木村さんは、あらためて検査を受けようと、今度は総合病院を受診した。

「『ワクチン接種後から』と伝えると、問診でそのまま帰されてしまいそうになりました。何か検査をしてほしいと懇願し、やっとのことでCTを撮ってもらったのですが、やはり異常なしでした。そこでも『ワクチンとは関係がない』と言われ、何も処方されませんでした。でも、その後にもっとひどくなって、ほとんど歩けない状態になってしまったんです。通勤できないし、在宅ワークでも画面を見られないほどの様々な症状で、まったく仕事にならないため、休職しようかと会社に相談しました。それが2回目接種から60日目のことです。このときは本当に死ぬんじゃないかと思いました。起き上がることもできなくて、相当ひどかったです」

さらに64日目のことだ。今度は、ごはんを食べた後に胃の激痛に襲われた。救急車を呼んで救急外来を受診し、翌日に胃の内視鏡検査を受けると、十二指腸から出血していた。3カ月ほど前に人間ドックで内視鏡検査を受けたときには、胃にはとくに異常はなかった。診察した医師は、「数カ月の間に、ここまで急激に悪化するケースはめずらしい」と話した。普通ならあり得ないことが次々に起こる。木村さんは「ワクチンに違いない」と確信するようになった。

「検査の結果、胃が正常に動いていないために胆汁や膵液が逆流して、十二指腸がダメージを受けていると言われました。胃の動きを活発にするガスモチン（一般名・モサプリドクエン酸塩水和物）という薬を飲んで、5日後くらいに、ようやくご飯が食べられるようになりました。でも、まだ体調が悪いので、ツイッターの情報をもとに、さらにいろんな情報を収集したんです。その結果、新型コロナやコロナ後遺症だけでなく、ワクチン後遺症の治療にも取り組んでいる、米国の医師たちが結成したFLCCC（Front Line COVID-19 Critical Care Alliance）という非営利組織のサイトにたどりつきました。

そこに書かれている情報を読んだら、新型コロナに効くとされるイベルメクチンが、ワクチン後遺症にも効くと書かれていました。ワクチン推しの医師たちはイベルメクチンの効果に否定的で、コロナ患者に効くと主張しているお医者さんをツイッターでトンデモ扱いしていました。私も普段なら、怪しいと思って手を出さなかったと思います。でも、死ぬかもしれないと思っていたので、藁にもすがる思いで通販でイベルメクチンを買ったんです」

接種から74日後、イベルメクチンが届いた瞬間に、木村さんはそれを飲んだ。すると、その日の午後から楽になり始めて、翌日には歩けるようになった。イベルメクチンのことを疑ってかかっていたのに、あまりにもよくなったので、信じられないことが自分の身に起こったと木村さんは思った。

「イベルメクチンによる劇的な回復のおかげで、休職も直前で撤回することができました」

さらに、十二指腸からの出血のときに処方されたファモチジン（H2ブロッカー。胃酸の分泌を抑制する薬）を飲んでいるときだけ、不思議と胸痛を感じないことに気づいた。ファモチジンからランソプラゾール（プロトンポンプ阻害薬。同じく胃酸の分泌を抑制する）に変えると、胸痛が復活する。そのことをツイッターに投稿すると、フォロワーの一人が、ＦＬＣＣのサイトに新型コロナの治療薬として、ファモチジンの名前もあることを教えてくれた。

「新型コロナワクチン後遺症患者の会」の立ち上げ

これらの薬が本当に効いたのかどうかはわからない。だが、木村さんの体調は日常生活に支障がないほどに改善し、一年経った今は、ほとんど薬を飲まなくても症状が出ないまでに回復している。

「ワクチンの後遺症のことを上司にも報告したのですが、他にも胸が痛いと言っている人がいたという話を聞きました。私が今仕事をしているチームは5人いるのですが、そのうちの1人の女性が、私がご飯を食べられなくなったときと同じような症状で、1カ月ほど苦しんだそうです。また、私の会社は社員が2000人くらい在籍しているのですが、そのうち3人がワクチン接種後に大変な目に遭ったと聞いています」

木村さんはツイッターを利用して、ワクチン後遺症を訴えている人たちと連絡を取り合い、情報収集を行ってきた。2021年12月には、他のワクチン後遺症の当事者6人で発起人となり、「新型コロナワクチン後遺症患者の会」を立ち上げた。現在、当事者会員は100人を超えている。署名サイトＶＯＩＣＥを通じて得た寄付金や、前出の長尾医師が企画した記録映像『ワクチン後遺症』の上映会の利益から提供された寄付金を基金として、ワクチン後遺症の患者が予防接種健康被害救済制度に申請する際の費用の援助や支援の活動を行っている。

後遺症に目を瞑る国やマスコミ

木村さんは政治家たちにも、「ワクチン後遺症で苦しんでいる人たちがいる。３回目の接種を始める前に、やるべきことがあるのではないか」とツイッターでメッセージを送った。しかし、どの政党の政治家に送っても、まったく反応がなかった。

「ツイッターで目にした情報なので、どこまで信ぴょう性があるかどうかわかりませんが、日本はコロナ後遺症の研究費として2億円ほどしかつけていないそうです。ましてや、ワクチン後遺症の研究費は皆無です。もし日本で研究ができないのであれば、医療者の方々にはＦＬＣＣのような海外の研究にもっと目を向けてほしい。私たちは発症してしまったけれど、ワクチン後遺症の治療法を研究してくれるのなら、ぜひ協力したいと思っています。でも、国が動いてくれないから、血液を提供することすらできないんです」

国だけでなく、マスコミに対しても怒りがあると木村さんは話す。

「ワクチン後遺症を取材してくれる人や、目を向けてくれる人がいると希望が出てくるのですが、テレビのキー局や全国紙はまったくと言っていいほど取り上げてくれません。タレントさんやユーチューバーたちだって、ワクチン推進の動画などには出演するのに、いざ後遺症が問題になると、みんな沈黙している。それには本当に怒りを覚えます。3回目、4回目と接種が進むごとに、ワクチン後遺症で苦しむ人が今も増え続けているんです。治療費や生活費に困っている人もたくさんいます。国がワクチン後遺症を正面から認めて、早くみんなを救済してほしいと願っています」

第5章

なぜワクチン後遺症が起こるのか

ワクチン後遺症患者に共通する症状

胸痛、動悸、呼吸困難感、手足の痛み、しびれ、脱力感、筋力低下、歩行困難、疲労感、倦怠感、発熱、頭痛、めまい、ブレインフォグ、胃腸障害、味覚異常、食欲不振、月経痛、不正出血、血小板減少……等々。

ここまで書いてきた通り、新型コロナワクチンの後遺症を訴える人たちの症状は実に多彩だ。しかし、私が20人近くの当事者を取材して強く思うのは、多彩ではあるが、複数の症状が重複して起こっていることが多く、それぞれが無関係ではなく、通底しているものがあるということだ。

まず、訴える人が多いのが、胸痛、動悸、呼吸困難感だ。そして、その症状の表現の仕方は、どの人もとても似ている。たとえば、こんな具合だ。

「胸を拳で押さえつけられたような痛み」
「ちょっと動いただけで激しくドキドキする」
「歩いただけで、50m走を全力でダッシュした後のようにハアハアする」

とくに呼吸困難感の「全力ダッシュ」の症状は、複数の人が示し合わせたかのように、同じような表現を口にしたのが、とても印象的だった。

手足の痛み、しびれ、脱力感、筋力低下、歩行困難といった一連の症状も、同時に訴える人が多い。足に痛みやしびれが出たり、筋力が異常に低下したりして、しっかり立つことができなくなり、手すりや杖がないとまともに歩けない。

下半身だけでなく、上半身の症状を訴える人も多かった。ドライヤーをかける、洗濯物を干すなど、手を上げる動作をしただけで、猛烈な疲労感に襲われたり、動悸が始まったりする。

そして、外からはわかりにくいが、様々な場所の筋肉がピクピクする異様な感覚があるという人も複数いた。筋肉そのものが損傷している、あるいは神経が傷害されている、そう思わざるを得ないようなことが起こっていると話を聞いていて感じた。

強い疲労感や倦怠感を訴える人も多かった。「インフルンザにかかっているときのような倦怠感が続く」と表現する人もいた。ウイルスに感染して、発熱したときと同じような状態が、体の中で続いているのではないかと感じた。また、疲労感や倦怠感は呼吸困難感や筋力低下と関連しているのではないかと思うことも多かった。必死に息を吸わなくてはならない状態や、体を動かすのも大変という状況が続けば、誰だって体がヘトヘトになってしまうだろう。

頭痛、めまい、ブレインフォグも、発熱や倦怠感と関連しているのではないかと感じた。何日も続く発熱とともに、これらの症状が起こったと話す人が多い。また、強い倦怠感で動けなくなったと同時に、その期間、集中力がなくなり、人の話や文章が頭に入ってこなかったと話す人も複数いた。

さらに、こうした一連の症状とともに、食欲不振に陥る人も多かった。ごはんが食べられなくなり、体重が10数kg減ってしまったという人が複数いた。その原因として、食べ物の好みの変化や味覚障害、胃腸障害を訴える人も何人かいた。

いずれにせよ、それぞれ現れ方が違ったり強弱があったりしても、いくつかの共通する現象によってこうした症状が起こっているのではないかと、多くの人から話を聞けば聞くほど感じるのだ。その共通の現象が、どの臓器や組織で起こっているかによって、出てくる症状が異なっているだけではないか。そう思えてならないのだ。

そもそも、mRNAワクチンとは？

なぜ、このような多彩でありながら、通底していると感じる症状が起こるのだろうか。

それは、新型コロナワクチンとして国内で主に使われてきた「ｍＲＮＡ（メッセンジャー・アール・エヌ・エー）ワクチン」などの遺伝子ワクチン自体の特性によるものと考えられる。それを理解するために、まずはｍＲＮＡワクチンがどのようなものなのか、基本的な知識を押さえておきたい。

ｍＲＮＡは、細胞がタンパクを作り出すときの「設計図」のコピーにあたるものだ。生物の細胞の核には、その体を構成する様々なタンパクの設計図（遺伝子）を書き込んだＤＮＡ（デオキシリボ核酸）が存在する。人間の遺伝子は約2万あると言われている。

特定のタンパクを合成する必要が生じたとき、細胞はＤＮＡの中から合成に必要な遺伝子をｍＲＮＡにコピーする。そして、そのｍＲＮＡは細胞内のタンパク合成工場であるリボソームに運ばれる。そこでｍＲＮＡの設計図が読み取られて、タンパクが合成される。

この性質を利用してつくられたのが、ファイザーやモデルナの新型コロナワクチンだ。このワクチンのｍＲＮＡには、新型コロナウイルスの表面に出ているトゲトゲの部分であるスパイクタンパクの設計図が書き込まれている。

それを注射で体内に送り込むと、接種された人の細胞がｍＲＮＡを取り込み、リボソームで設計図を読み込んで、スパイクタンパクを作り出すようになる。そして、免疫細胞がスパイクタンパクを見つけると、それを異物（抗原）と認識して、「中和抗体（抗原に合致する抗体タンパク＝免疫グロブリンがくっついて、感染を阻止する仕組み）」や「細胞性免疫（細胞傷害性T細胞などの免疫細胞が感染細胞ごと殺す仕組み）」が誘導される。それによって、新型コロナウイルスの感染予防効果や発症予防効果、重症化予防効果を期待するというのが、このワクチンの仕組みだ。

ただし、スパイクタンパクのmRNAをそのまま注射すると異物と認識されて、免疫系によって破壊されてしまう。そこで、このワクチンのmRNAは、免疫系が認識できないように、遺伝子の一部が改変（シュードウリジン化）されている。それによって、免疫系の攻撃を免れて、壊されずにある程度の期間、体内で保たれるようになっている。

さらに、mRNAはLNP（脂質ナノ粒子）という脂質の膜に包まれている。これによって、mRNAは構造が安定に保たれるとともに、細胞の体内に入ることができるようになる。つまり、mRNAワクチンを接種するとウイルスに感染した時と同じように、mRNAが細胞内に放出され、リボソームで設計図が解読されて、スパイクタンパクが作り出されるという現象が起こるわけだ。

しかし、こうした仕組み自体が危険性を孕《はら》んでおり、深刻な有害事象が起こり得るのではないかと、mRNAワクチンの接種が決まったかなり早い時期から、複数の医師や研究者が警鐘を鳴らしていた。

その考えられる理由をいくつかの仮説にまとめることができるので、私なりにごく簡単に解説してみたい［以下の考察にあたってはとくに、分子生物学者・免疫学者であり、現在、ミラノの分子腫瘍学研究所に所属する荒川《あらかわ》 央《ひろし》氏の著書『コロナワクチンが危険な理由』（花伝社）を参考にした］。

1◆スパイクタンパクが有害である

新型コロナウイルスは肺炎を起こすだけでなく、重症化に血栓症が関与していると言われてきた。また、コロナ感染後の後遺症として、咳、胸痛、動悸、息切れ、倦怠感、関節痛、筋肉痛、味覚障害、嗅覚障害、下痢、腹痛、ブレインフォグ（記憶障害、集中力低下）、不眠、頭痛、抑うつといった症状が起こると言われている。

ここまで読んだ方はお気づきだと思うが、コロナ後遺症とされる一連の症状は、ワクチン後遺症の症状と非常によく似ている。このことから、コロナ後遺症とワクチン後遺症に共通する要素として、スパイクタンパクが原因だと考える医師、研究者が多い。つまり、ウイルスに感染しなくても、スパイクタンパクだけで、コロナ後遺症のような症状が出る可能性があるということだ。

実際、スパイクタンパク自体が有害であることを示唆する研究結果がある。よく知られているのが、世界的な生物医学系の研究機関である米国のソーク研究所の論文だ［Circulation Research. 2021;128:1323–1326］。

新型コロナウイルスは、細胞に発現しているＡＣＥ２（アンジオテンシン変換酵素２）にスパイクタンパクを接着させ、それを介して細胞に感染する。そして、感染した肺のＡＣＥ２レベルを低下させることで肺障害を促進するとされている。

ソーク研究所の論文によると、スパイクタンパクを発現する疑似ウイルスをハムスターに気管内投与したところ、ウイルスに感染したときと同じようにＡＣＥ２レベルが低下して肺と動脈に損傷が生じ、肺動脈の内皮細胞に炎症が見られた。このことから、ウイルス感染によらずスパイクタンパク単独でも、肺や動脈の炎症が引き起こされる可能性が示唆された。

動脈の内皮細胞の傷害は血栓の引き金となる。加えて、ＡＣＥ２が血管を拡張させて血圧を下げるホルモンとしての役割を担っていることから、ＡＣＥ２のレベルが下がると血圧が上昇する。つまり、血管内皮細胞が傷つくとともに、血管が狭まることで、より血栓が生じやすくなると考えられる。

血栓ができて血管が詰まれば、様々な障害が起こり得る。心臓や肺の血管が詰まれば、胸痛や狭心症、心筋梗塞、肺塞栓、呼吸困難などの原因となる。脳の血管が詰まれば、頭痛や脳梗塞、脳出血が引き起こされる。神経に栄養を送る血管が詰まれば、手足のしびれ、痛み、筋力低下などの原因となり得る。とくに、検査では見つかりにくい末梢の細い血管が詰まることで、こうした多様な症状が出ているのではないかと指摘されている。

ＡＣＥ２は全身の血管の内皮細胞だけでなく、脳、眼、肺、心筋、乳房、卵巣、腎臓、腸管、脂肪など、様々な臓器でも発現している。スパイクタンパクが心臓に到達すれば、心筋のACE2に接着して、心筋炎を引き起こす可能性がある。卵巣にスパイクタンパクが到達すれば、同様に接着して卵巣に炎症を起こし、ホルモン異常による不正出血や不妊の原因になるかもしれない。

さらにACE2は、脳では扁桃体、大脳皮質、脳幹などに多く発現している。通常、脳には「血液脳関門」という仕組みがあり、血管から脳に有害な異物は通過できないようになっているが、スパイクタンパクはこの血液脳関門を通過すると指摘されている。このことから、コロナ後遺症およびワクチン後遺症で起こるブレインフォグは、スパイクタンパクが原因となっている可能性も考えられる。加えて、脳幹には呼吸中枢があることから、スパイクタンパクによって引き起こされた脳幹の炎症が、呼吸困難感の原因になる可能性も考えられる

［参考：正井久雄『新型コロナウイルスの症状の多様性とウイルスの受容体の関係』東京都医学総合研究所ホームページ2020年9月8日］。

スパイクタンパクがACE2に接着すると炎症物質が分泌され、それがサイトカインストームの引き金になるという指摘もある。サイトカインストームとは、強い反応の連鎖で免疫細胞が暴走し、炎症物質が大量に分泌されて、自分自身を痛めつけてしまう現象を言う。これが起こると、発熱、倦怠感に加え、凝固異常が起こり、やはり血栓による脳梗塞、心筋梗塞、肺塞栓、下肢静脈塞栓などの要因となる。

このような機序から、mRNAワクチンによって作り出される大量のスパイクタンパクが、

ワクチン後遺症の様々な症状の引き金になっているのではないかと考える医師や研究者が少なくない。

2◈自己免疫疾患

通常、免疫細胞は自己ではない異物にだけ反応し、自分の正常な細胞や組織は攻撃しない。ところが、なんらかの原因で自己抗原を「異物」と認識して、一部の正常な細胞や組織に攻撃を仕掛けてしまうことがある。これが自己免疫疾患だ。

mRNAワクチンを接種すると、大量のスパイクタンパクが作り出され、その一部分のアミノ酸配列を抗原(免疫細胞が標的とする物質)とする抗体が作り出される。そのアミノ酸配列がスパイクタンパクにだけ特有なものであればいいが、正常細胞にも共通して存在している場合には、スパイクタンパクに対する抗体が、共通する抗原を持つ正常細胞まで標的としてしまう可能性がある。

また、スパイクタンパクをつくり出している正常細胞が、免疫細胞に「感染細胞」と誤認され、細胞性免疫による攻撃を受ける可能性も考えられる。さらには正常細胞の表面から出ているスパイクタンパクに抗体がくっつくと、それによって補体と呼ばれる免疫物質が活性化して、細胞が破壊される可能性もある。

とくに、新型コロナに一度でも感染したことのある人(感染したが気づいていない人も含む)

は、免疫細胞がスパイクタンパクに対する記憶をすでに持っている可能性がある。そのため、ワクチン接種によってスパイクタンパクがつくり出されると、すみやかに攻撃が開始されて、強い反応が引き起こされることも考えられるのだ。

こうした免疫の反応（免疫細胞の混乱）が予想されるため、ｍＲＮＡワクチンが導入される当初から、接種によって自己免疫疾患が引き起こされる恐れがあると懸念する医師、研究者が少なくなかった。

ファイザー社自体も、このワクチンによって自己免疫疾患が起こり得ることはある程度予想していたものと思われる。米国では、ファイザー社がＦＤＡに報告した文書を公開するよう求める訴訟が、公衆衛生の専門家、医師、科学者などで構成された非営利団体「Public Health and Medical Professionals for Transparency＝透明性を求める公衆衛生及び医療専門家組織」によって起こされた。

その結果、ファイザー社がｍＲＮＡワクチンに関してＦＤＡ（米国食品医薬品局）に報告した機密文書の一部が、裁判所の命令によって２０２２年3月に公開された。その文書の中に、ワクチン接種後に起こり得る１２９１種類の有害事象のリストが含まれており、次のような自己免疫疾患の名前が挙がっている。

全身性エリテマトーデス
急性散在性脳脊髄炎（ＡＤＥＭ）
ギラン・バレー症候群（ＧＢＳ）
血小板減少性紫斑病
自己免疫性再生不良性貧血
自己免疫性大腸炎
自己免疫性脳症
自己免疫性甲状腺機能低下症
自己免疫性心筋炎・心膜炎
慢性自己免疫性糸球体腎炎……

全身性エリテマトーデスは膠原病の一種で、抗ＤＮＡ抗体が過剰に産生されることによって起こると考えられている。倦怠感、疲労感、発熱が起こった後、顔や全身の皮膚に特徴的な赤い発疹（紅斑）が出るほか、関節、腎臓、肺など様々な臓器や組織に炎症が起こる。またうつや妄想など精神症状が起こることもある。

急性散在性脳脊髄炎（ＡＤＥＭ＝アデム）は、自己抗体によって脳、脊髄などに炎症が起こり、神経の被膜（髄鞘）が傷ついて芯の部分がむき出しになってしまう疾患だ。発熱、頭痛、嘔吐が起こり、重症だと手足のしびれ、歩きにくい、意識障害、視力低下、感覚の鈍麻などが起こり、行動や会話の異常、精神症状などを認めることがある。

ギラン・バレー症候群（GBS）は、末梢神経の障害によって、手足のしびれや痛み、感覚の鈍麻、顔面の筋肉の麻痺、脱力、歩行困難などの症状が出る。軽症の場合は1～2週間で自然治癒することが多いが、重症だと胸部の筋力が低下して呼吸困難になったり、会話や嚥下（飲み込み）が困難になったりすることもある。

後述するが、国内でも全身性エリテマトーデスやリウマチが増悪したという学会報告がいくつもあり、私が司会をした週刊誌『女性セブン』の座談会でも、ある大学病院に勤務する膠原病・リウマチ内科の専門医が、次のように証言している。

「昨年（2021年）は入院ベッドの稼働率が常時120％を超え、新たに膠原病を発症したり、病状の悪化により致死的な間質性肺炎を併発したりする人が多発しました。私の病院では昨年9月から今年2月までの間に死亡した膠原病の患者が、例年の2倍に増えました。これはもう異常事態と言わざるを得ません」〔女性セブン「私が見た新型コロナワクチンの実態〔勤務医有志の座談会・第2回〕」2022年8月26日〕

また、ADEMやギラン・バレー症候群は、以前からウイルス感染だけでなく、ワクチン接種が引き金となって起こることも知られている。第2章でも紹介した通り、検査では「異常なし」とされているが、ワクチン接種後にADEMやギラン・バレー症候群と似ていると思わざるを得ないような手足のしびれ、痛み、筋力低下、歩行困難などを経験したと訴える人が何人もいる。

mRNAワクチンについては、接種後の心筋炎・心膜炎の多発も国内外で問題となっており、とくに若い男性に多いことがわかっている。国内でも厚労省が2021年12月に「重大な副反応」の一つとして、添付文書に記載するに至った。その心筋炎・心膜炎について、前項でスパイクタンパクが心筋のACE2に接着することで、心筋炎が引き起こされる可能性を指摘したが、それが引き金となって自己抗体や細胞性免疫よる自己免疫性心筋炎や心膜炎が起こる可能性もあるだろう。

また、免疫性血小板減少性紫斑病は、ワクチン接種後の重大な副反応として、とくに欧米で大きな問題となった。やはりmRNAワクチンによって誘導された抗体あるいは細胞性免疫が、血小板を異物と誤認して攻撃している可能性が考えられる。血小板は血を固める役割をしており、これが破壊された結果、枯渇すると出血が止まりにくくなる。皮膚の紫斑だけでなく、様々な臓器の障害や脳出血も起こし得る、命に関わる非常に深刻な疾患だ。

mRNAワクチンによって誘導された抗体や細胞性免疫が、どの細胞や組織をターゲットにするかによって、様々な自己免疫疾患が起こり得る。しかも、接種後急激に起こるものだけでなく、じわじわと発症する遅発性の自己免疫疾患も起こり得ると指摘されている。
それにとどまらず、接種回数を重ねるたびに発症リスクが高まることも考えられるので、注意が必要だろう。

3◆免疫抑制

自己免疫疾患を引き起こす恐れがある一方で、mRNAワクチンを接種するとリンパ球が減少したり、細胞性免疫を抑える「制御性T細胞」が活性化されたりして、一時的に免疫が抑制されることも指摘されている。実際、mRNAワクチンをファイザーと共同開発したビオンテック社は、マウスにこのワクチンを接種することで、自己免疫疾患の一種である多発性硬化症（神経線維を包む鞘に炎症が起きて脱髄が起こり、視覚障害、運動麻痺、感覚麻痺などの症状が出る）の発症を抑制できたとする研究成果を発表している。

免疫抑制と関連しているのではないかと言われているのが、ワクチン接種後に起こる帯状疱疹の増加だ。子どもの頃に感染する水疱瘡のウイルスは、死滅せずに神経節に潜んでいる。普段は免疫によって活動が抑えられているが、加齢やストレスなどによって免疫の働きが低下すると、潜んでいたウイルスが活動を再開して増殖すると言われている。

発症すると皮膚に帯状の発疹ができ、ピリピリ、チクチク、ズキズキする痛みに襲われ、重症化すると日常生活に支障が出る場合がある。また、耳周辺に生じた帯状疱疹の炎症が顔面神経に及んで、難聴、耳鳴り、めまい、顔面神経麻痺を起こすこともある。

イスラエルからの報告によると、ファイザー製のｍＲＮＡワクチン接種後42日以内に帯状疱疹を発症するリスクは、非接種者よりも１・４倍高いという結果が出ている[N Engl J Med 2021; 385:1078-1090]。

また、グローバルな医療データベースを用いて、ワクチン接種群約１００万人と非接種群約１００万人をマッチングして比較したコホート研究でも、帯状疱疹を発症するリスクは接種群のほうが非接種群に比べ、１・８倍高いという結果が出ている[J Eur Acad Dermatol Venereol. 2022 Apr 26;10.1111/jdv.18184.]。

帯状疱疹の症例は世界中から報告されており[たとえば、Clin Anat. 2022 Jan; 35(1): 45–51.]、日本国内でも、臨床医からワクチン接種後に帯状疱疹を発症する患者が増えたという声が多数上がっている。

帯状疱疹を引き起こすほどの免疫抑制が起これば、その間にコロナを含む様々なウイルスや細菌に感染したり、体内のウイルスが活性化してしまったりする恐れもある。それが、ワクチン後遺症患者が訴える発熱や倦怠感などの症状に関連しているのかもしれない。また、ワクチン接種直後にもかかわらず新型コロナ陽性となってしまう「ブレイクスルー感染」が問題となったが、もしかするとワクチンを打ったがために免疫が抑制され、コロナを発症してしまった可能性も否定できないのではないか。

さらに、これに留まらず心配なのが、免疫抑制によるがんの発症や再発、急性増悪だ。ヒトの体内では、細胞分裂に伴う遺伝子のコピーミスによって、一定の確率でがん細胞が生じているとされている。しかし、免疫システムが常にそれを監視しており、見つけ次第ナチュラルキラー細胞や細胞傷害性T細胞などの細胞性免疫が殺傷することによって、がん細胞が増殖するのを抑えていると言われている。

しかし、免疫の監視・防御が弱まり、がん細胞の暴走を抑えきれなくなったときにがん細胞はどんどん増殖していき、やがて臨床的に「がん」と診断されるまでに大きくなったり、症状を引き起こしたりすると考えられている。mRNAワクチンによって免疫が抑制されるのだから、がんの発症、再発、急性増悪があったとしても、何ら不思議ではないのだ。

帯状疱疹を発症した人は、将来がんのリスクが高まるとも言われている。たとえば、肛門外科の領域では「肛門周辺に帯状疱疹ができた際には、がんを疑え」と指導されているという。そして実際に臨床現場からは、ワクチン接種後に落ち着いていたがんが急に増悪したり、何もなかったのにいきなり全身転移で見つかったりするケースが増えているという声もある［藤沢明徳・鳥集徹『子どもへのワクチン接種を考える 臨床現場でいま、何が起こっているのか』花伝社を参照］。

mRNAワクチンによって起こるとされる免疫抑制は、深刻な事態を引き起こす可能性がある。過少評価すべきではない。

無視できない数の症例報告

ワクチン接種後に起こる様々な症状は、前ページのようなメカニズムによって起こるのではないかと考えられている。これ以外にも、ワクチンのＬＮＰ（脂質ナノ粒子）に含まれるＰＥＧ（ポリエチレングリコール）が、アナフィラキシー（急性のアレルギー性ショック）やサイトカインストームにつながる免疫の過剰な反応を引き起こす可能性も指摘されている。

もちろん、これらはまだ医学的な裏付けやお墨付きのない「仮説」に過ぎない。だが、現実に起こっている現象を、非常にうまく説明していると思うのは私だけだろうか。少なくとも、「荒唐無稽な考え」と一蹴することはできないはずだ。

接種後に起こる様々な疾患が、ワクチンと無関係ではないと考える医師が増えていると推測できる出来事も起こっている。国内外の医師たちが、接種後に起こった深刻な疾患を症例報告として挙げた論文が、すでにかなりの数発表されている事実がある。

世界の主要な医学専門誌に掲載された論文を検索できる米国国立医学図書館が運営する「Pub Med」で「case report after ＣＯＶＩＤ−19 vaccine（症例報告 コロナワクチン後）」と検索すると、それだけで１５１６件（２０２２年11月24日現在）ヒットし、深刻な有害事象の症例報告の論文がいくつも出てくる。

加えて国内の学会でも、無視できないほどの数の症例報告がされている。筆者が2022年1月から7月までに、主な学会の学術集会で報告された演題をホームページで確認したところ、たとえば、次のような発表があった（なお、演題を出した医療機関名や医師名はあえて省略した）。

第111回日本病理学会総会
［2022年4月14〜16日 神戸コンベンションセンター］

◆COVID-19ワクチン接種後に特徴的IgA沈着を示した皮膚血管炎と腎炎の2症例
◆COVID-19ワクチン接種後に第5因子欠乏及び血管炎を起こし多臓器出血で死亡した1剖検例
◆COVID-19ワクチン接種後に劇症型心筋炎を発症し死亡した1剖検例
◆新型コロナウィルスワクチン接種後に瀰漫性肺胞傷害を来した1剖検例
◆COVID-19mRNAワクチン接種後に生じた重症心筋炎の2剖検例
◆COVID-19mRNAワクチン接種後に急性好酸球性心筋炎を来した1例

第2回日本耳鼻咽喉科免疫アレルギー感染症学会総会・学術講演会
［2022年4月14～16日　ホテルニューキャッスル　青森］

◆ワクチン接種後に発症した顔面神経麻痺の2例
◆舌下免疫療法試行中におけるCOVID-19ワクチンによる副反応について

第124回日本眼科学会
［2022年4月14～17日　大阪国際会議場／リーガロイヤルホテル大阪］

◆COVID-19ワクチン後の眼神経炎
◆COVID-19ワクチン後の硝子体出血
◆COVID-19ワクチン後MEWDS［注・多発消失性白点症候群］
◆コロナワクチン後のBRVO［注・網膜静脈分枝閉塞症］増悪
◆コロナワクチン後の網膜血管閉塞
◆コロナワクチン後発症した眼炎症
◆コロナワクチン後ぶどう膜炎

◆新型コロナワクチンぶどう膜炎

第63回神経学会学術大会
［2022年5月18〜21日 東京国際フォーラム］

◆COVID-19ワクチン摂取後に発症した脳炎・脊髄炎
◆COVID-19ワクチン接種後に悪化した神経免疫疾患の事例とその特徴
◆COVID-19mRNAワクチン接種後に発症または増悪した神経筋疾患患者の後方視的研究
◆新型コロナウイルスに対するワクチン接種後に神経症状を呈した症例についての検討
◆SARS-CoV-2ワクチン接種後に急性脊髄炎を起こした2例
◆新型コロナウイルスワクチン接種後に生じたてんかん発作症例の検討
◆SARS-CoV-2（COVID-19）ワクチン接種後に生じた神経症状の検討
◆COVID-19mRNAワクチン接種後に発症した視神経脊髄炎スペクトラム障害の臨床的検討
◆新型コロナワクチン接種後に発症した中枢性脱髄疾患3例の検討
◆重症筋無力症に対する新型コロナウイルスワクチンの影響についての後方視的検討

◆新型コロナウイルスワクチン接種後にギラン・バレー症候群を発症したと考えられた3例
◆COVID－19ワクチン接種後に多発神経障害を呈した2例
◆新型コロナウイルスに対するワクチン接種後に増悪を認めた免疫性中枢神経疾患
◆新型コロナワクチン接種後頭痛の特徴と治療薬の選択

第25回日本臨床救急医学会総会・学術集会
［2022年5月25～27日 大阪国際会議場］

◆新型コロナワクチン接種後に昏睡型急性肝不全を発症し、救命し得なかった1例
◆新型コロナウイルスワクチン接種後、発熱、乏尿、下腿浮腫、呼吸苦が出現しTAFRO症候群［注・特発性多中心性キャッスルマン病］の診断に至った1例

第57回日本小児腎臓病学会学術集会
［2022年5月27～28日 沖縄コンベンションセンター］

◆無症候性血尿で経過観察中にSARS－CoV－2ワクチンによる肉眼的血尿を伴いIgA腎症と診断した2例

◆当院でSARS-CoV-2ワクチンの接種後に腎機能障害を伴う肉眼的血尿を認めたIgA腎症の2症例
◆新型コロナワクチン接種後に肉眼的血尿と尿蛋白値上昇を呈した10代女子2症例
◆SARS-CoV-2ワクチン接種後にネフローゼ症候群を発症した2男児例
◆mRNA COVID-19ワクチン接種を契機に血液透析導入に至った紫斑病性腎炎の19歳女性例
◆新型コロナウイルスワクチン接種後に肉眼的血尿を呈した慢性糸球体腎炎および同疾患精査中の2例

第121回日本皮膚科学会総会
[2022年6月2~5日 国立京都国際会館]

◆コロナワクチン接種後に発症した帯状疱疹の13例
◆COVID-19ワクチンの接種後に全身性膿疱性乾癬を発症した2例
◆水疱性類天疱瘡におけるCOVID-19ワクチン接種後の臨床症状の実態調査
◆COVID-19ワクチン接種と円形脱毛症増悪の関連について
◆COVID-19mRNAワクチン接種後に出現した遷延性掻痒性紅斑:

真皮血管にスパイク蛋白を検出した1例
◆コロナワクチン接種に関連する皮膚症状の当科経験症例のまとめ
◆新型コロナワクチン接種後に顕在化した好酸球性多発血管炎性肉芽腫症の1例
◆当科におけるCOVID-19ワクチン接種後の多形紅斑のまとめ
◆COVID-19ワクチンの接種後に全身性膿疱性乾癬を発症した2例
◆新型コロナワクチン接種後に生じた扁平苔癬の1例
◆新型コロナウイルスワクチン接種後に生じた呼吸窮迫症候群を伴う膿疱性乾癬の1例
◆COVID-19ワクチン接種後に皮膚筋炎を発症した1例
◆COVID-19ワクチン接種を機会に診断された全身エリテマトーデスの1例
◆COVID-19ワクチン投与後に発症したサルコイドーシスの1例
◆新型コロナワクチンの副反応と体質的免疫バランスとの関連性

第106次日本法医学会学術全国集会

［2022年6月8〜10日 ウインクあいち］

◆滋賀県における新型コロナウイルスワクチン接種後の死亡
◆新型コロナワクチン接種後の死亡例

◆新型コロナウイルスワクチン接種後の突然死例にみられた心筋間質の炎症所見

第65回日本腎臓学会学術総会
［2022年6月10〜12日 神戸コンベンションセンター］

◆SARS-CoV-2ワクチンとIgA腎症
◆COVID-19ワクチンとANCA関連腎炎
◆新型コロナワクチン接種後の肉眼的血尿とIgA腎症
◆COVID-19ワクチン接種と肉眼的血尿の関連についての調査結果
◆コロナワクチン接種後に肉眼的血尿が認められたことを契機にIgA腎症の診断に至った症例の臨床病理学的特徴
◆COVID-19ワクチン接種後に肉眼的血尿を認め腎生検を施行したIgA腎症患者13例の病理組織学的検討
◆当院におけるCOVID-19ワクチン接種後に生じた腎疾患についての検討
◆SARS-CoV-2ワクチン接種後の腎障害の後ろ向き実態調査
◆COVID-19ワクチン接種後にIgA腎症が顕在化した3症例
◆SARS-CoV-2ワクチン接種後、尿所見異常または増悪を認めたIgA腎症11症例の検討

◆IgA腎症患者における新型コロナワクチン副反応の検討
◆SARS-CoV-2ワクチン接種後に肉眼的血尿を呈した3症例の腎病理組織像の比較
◆SARS-CoV-2ワクチン接種後に尿所見の悪化を認め、腎生検を施行した7症例
◆COVID-19ワクチンと糸球体腎炎再燃の関連性の検討
◆若年特発性ネフローゼ症候群(INS)患者におけるSARS-CoV-2ワクチン接種と再発の検討
◆当院の透析患者における新型コロナワクチン接種後の血小板数の変化

第37回日本環境感染学会総会・学術集会
[2022年6月16~18日 パシフィコ横浜]

◆新型コロナウイルス感染症(COVID-19)ワクチン接種と月経周期の変化との関連
◆COVID-19mRNAワクチン接種後の副反応として循環器疾患(心筋炎・たこつぼ型心筋症)を発症した2例

これらの演題を眺めるだけでも、各医学会で新型コロナワクチンによる身体への悪影響が無視できないものとして、盛んに議論されていることがわかる。なお、国内の医学会での症

例報告のリストは、ワクチンの接種に慎重な意見を持つ医師、歯科医師、獣医師らの組織である「全国有志医師の会」のホームページ[https://vmed.jp/]にまとめられている。同ページの「ワクチンを打った後に発病した病気」のバナーをクリックすると、「日本におけるコロナワクチンと疾患の関連報告(2021年12月~2022年11月)」の一覧を見ることができる。その数は、321件に上っている。一般の人だけでなく、医師、看護師を始めとする医療従事者もぜひ見るべきだ。

もちろん、これらの演題のすべてが、医師がワクチンとの関連性があるものと結論づけているとは限らない。演題の抄録を見れば報告内容の一端を知ることができるが、残念ながら多くの学会が、抄録を一般公開していない。だが、ホームページで公開している学会がいくつかあるので、右記の演題のうち、3つの抄録を引用する。

日本耳鼻咽喉科免疫アレルギー感染症学会

ワクチン接種後に発症した顔面神経麻痺の2例

ワクチン接種後の顔面神経麻痺は各種の予防接種で起こりうる有害事象として報告されてきた。昨今、COVID-19の流行に伴い、COVID-19ワクチンの接種率が世界的に向上してきたが、同ワクチン接種後の副反応として顔面神経麻痺の報告が散見されるようになった。今回、COVID－19ワクチン接種後に生じた無疱疹性帯状疱疹（ZSH）、およびインフルエンザワクチン接種後に生じたBell麻痺の症例を当科で経験したため、若干の文献的考察を踏まえて報告する。

症例1は64歳女性。COVID－19ワクチンの接種5時間後から右後頭部痛が出現し、2日後に右顔面神経麻痺が出現した。顔面神経麻痺スコアは柳原法で0／40で他に有意な異常は認めず、保存的治療を行ったが麻痺の改善なく、NETで患側反応なく、顔面神経減荷術を施行した。当初はBell麻痺の疑いであったが、経過中に測定したペア血清でVZV－IgM、IgGの4倍以上の上昇を認め、ZSHと診断した。

症例2は44歳男性。インフルエンザワクチンの接種数時間後から後頭部痛と全身倦怠感が出現し、3日後に右顔面神経麻痺が出現した。麻痺スコアは4／40であり、Bell麻痺として同様に保存的治療を行い、NETで左右差を認めず、スコアも18／40と改善良好で退院した。ワクチン接種後の顔面神経麻痺は、副反応全体の約0・6％との報告があり、非常にまれである。そのメカニズムについては、ウイルス再活性化の誘引について、COVID－19ワクチンでは一過性のリンパ球減少が、インフルエンザワクチンでは添加物であるアジュバントが関与しているのではないかとの報告がある。症例1においては確かにワクチン接種後数日以内の段階で一過性のリンパ球減少が生じていた。ワクチン接種と顔面神経麻痺との因果関係については依然として不明な点が多いが、今後も同様の症例があれば注目して対応していきたい。

日本腎臓病学会
COVID-19ワクチンとANCA関連腎炎

WHOがCOVID-19パンデミックを宣言してから2年以上が経過する。この2年間で世界を脅かす感染症について、様々なことが明らかとなってきた。SARS-CoV-2感染後の腎障害はその一つである。COVID-19感染関連腎障害として高頻度に出現するのは急性腎障害(AKI)である。その他、蛋白尿を伴う症例では組織学的に巣状分節性硬化症の表現型を示すものが報告されている。

COVID-19に関連する腎障害は感染後に生じる腎障害のみでない。感染の流行に対抗するため開発されたワクチン投与後に腎障害を発症する症例が相次いで報告されるようになった。特にワクチン後の肉眼的血尿については、すでに日本腎臓学会主導で調査が行われ、IgA腎症との関連などが報告されている。IgA腎症の他にも、微小変化型ネフローゼ症候群やANCA関連腎炎を発症した症例も散見される。ANCA関連血管炎の発症には、感染症や薬剤の関与がこれまでには報告されている。実際、COVID−19感染後にANCA関連血管炎を発症するという報告もある。

COVID−19ではneutrophil extracellular traps(NETs)〔筆者注・「好中球細胞外トラップ」。白血球の一種の好中球が網を投げて細菌やウイルスなど病原体を捕獲する現象〕が誘導されることが示されており、ANCA関連血管炎と共通の発症機序を有することになる。ワクチンとの関連については、ワクチン自体が自然免疫や獲得免疫などを刺激することから、自己免疫を誘導することに疑問はない。過去にもインフルエンザワクチンがANCA関連血管炎の新規発症と再発に関与するという報告や、インフルエンザワクチンや狂犬病ワクチンに含まれるウイルス由来のmRNAに反応してANCAの産生が促されるという報告もあり、ワクチンとANCA関連血管炎の発症とは深い関係があると言える。

COVID−19に対するワクチンの使用が開始されてから日も浅く、十分なエビデンスも確立されていない状況のなかで、COVID−19ワクチンとANCA関連腎炎の関連について、過去の報告や自験例を踏まえ解説を行いたい。

日本環境感染学会

COVID−19RNAワクチン接種後の副反応として循環器疾患（心筋炎・たこつぼ型心筋症）を発症した2例

［背景］COVID−19mRNAワクチンの有用性には様々なエビデンスが示されているが、同時に副反応に対する注意も必要である。当院では、COVID−19mRNAワクチンの副反応として循環器疾患を発症した症例を2症例経験した。

［症例1］22歳男性COVID−19mRNAワクチン2回目接種の翌日から発熱を認め、接種2日後から持続する胸背部痛を主訴に紹介受診となった。心電図ではV3−6にST上昇を認め、採血検査にて心筋逸脱酵素の上昇を認め、心エコーでは心尖部の壁運動異常を認めた。冠動脈CTでは冠動脈に狭窄は認めなかった。ワクチン接種後の心筋炎と診断し、保存的加療を行った。

［症例2］30歳女性COVID−19mRNAワクチン2回目接種の3日後に胸痛を認め救急搬送となった。心電図ではV3−6のST低下、QT延長を認めた。心エコ

ーでは心尖部の過収縮および基部の壁運動低下を認めた。冠動脈CTでは冠動脈に狭窄は認めなかった。ワクチン接種後のたこつぼ型心筋症と診断し、保存的加療を行った。

[考察・結論]COVID−19mRNAワクチンは感染制御において非常に有用である。しかしながら接種後には様々な副反応が報告されており、症状によっては心筋炎や心膜炎などの循環器疾患を考慮する必要がある。当院で経験したCOVID−19mRNAワクチンの副反応として循環器疾患を発症した2例について、ワクチンの有用性や副反応についての文献的考察を含めて報告する。

これらの抄録を読めば、報告した医師たちが接種後の疾患の発症とワクチンとの間に、少なからず関連性があると考えていることがわかる。ちなみに、このうち最初の二つは国立大学病院の医師グループ、三つ目は地域病院の循環器科の医師によるものだ。

mRNAワクチンとの関連を指摘する学会

日本耳鼻咽喉科免疫アレルギー感染症学会では、この演題を報告した医師が接種後に起こった帯状疱疹に伴う顔面神経麻痺に関して、次のような興味深い記述をしている。

「ウイルス再活性化の誘引について、COVID-19ワクチンでは一過性のリンパ球減少が、インフルエンザワクチンでは添加物であるアジュバントが関与しているのではないかとの報告がある。症例1においては確かにワクチン接種後数日以内の段階で一過性のリンパ球減少が生じていた」

前述の通り、本章でもmRNAワクチン接種後の一時的な免疫抑制が帯状疱疹リスク上昇の要因となっている可能性を指摘したが、この症例を報告した医師たちも、その可能性を念頭に置いていることがわかる。

次に、日本腎臓病学会の報告を読むと、①ワクチン投与後に腎障害を発症する症例が相次いで報告されていること。②特にワクチン後の肉眼的血尿について、日本腎臓学会主導で調査が行われ、IgA腎症との関連などが報告されていること。③IgA腎症の他にも、微小変化型ネフローゼ症候群やANCA関連腎炎を発症した症例も散見されることがわかる。

IgA腎症とは、血液から老廃物を濾す重要な役割をしている糸球体(毛細血管が毛玉のように丸まっている)にIgAという抗体が沈着して炎症が起こる病気だ。また、尿にタンパクが大量に漏れて、体がむくむネフローゼ症候群や、抗好中球細胞質抗体による細かい血管の炎症を原因とするANCA関連腎炎も起こっていると報告されている。

三つ目の日本環境感染学会で報告された心筋炎とたこつぼ型心筋症の2例は、報告した医師が「COVID-19mRNAワクチンの副反応として循環器疾患を発症」と書いており、ワクチンと関連があると明確に考えていることがわかる[たこつぼ型心筋症=「突然、何の前触れもなしに、胸痛や息切れなどの症状が出現する心臓の病気」恩賜財団済生会福岡総合病院ホームページより]。

自己免疫疾患の急増

これらだけでなく、神経内科系の学会でも昨年(2021年)来、ワクチン接種後の様々な症状についてのディスカッションが盛んに行われている事実がある。あるリハビリ施設に勤務する神経内科医によると、国内でワクチン接種が始まってから、明らかに神経系の自己免疫疾患が増えた印象があるという。

「私の施設では、2021年7月〜8月、高齢者のGBS（ギラン・バレー症候群）の患者数例がリハビリ入院していました。また、その後10月〜11月には、中年者のGBSが数例リハビリ入院していました。実は、GBSは若年層に起こることがほとんどですので、本来ならまれなはずの高齢者が非常に多く、違和感を覚えました」

この神経内科医は、神経症状のあるワクチン後遺症患者の診断と治療を依頼されて、複数の患者を診療してきた。その経験から、ワクチン後遺症患者の多くが自律神経に炎症を来しているのではないかと考えるようになった。

自律神経は人間の意思や意識からは独立して、呼吸、体温、代謝、内臓の動きなどを24時間調節している。これがうまく働かなくなると、倦怠感、不眠、頭痛、のぼせ、息切れ、めまい、立ちくらみ、起立性低血圧、多汗、寝汗、体温調節障害、吐き気、嘔吐、下痢、便秘、排尿障害、勃起障害、情緒不安定、イライラ、不安感、うつなど、実に多彩な症状が現れる。こうした自律神経障害の症状は、パーキンソン病や糖尿病による神経障害の一つとしてよく起こることも知られている。

この神経内科医は、ワクチン後遺症患者の症状の多くが自律神経の炎症で説明できるのではないかと話す。ただし、自律神経障害をはじめ、ADEM（急性散在性脳脊髄炎）やGBSなどの神経疾患を検査で証明することは困難で、見逃されることも多いという。「検査で異常がない」ことは「病気が存在しない」証明には決してならないのだ。

「ADEMはMRI検査で病変の場所、数、大きさを確認し、髄液検査でタンパク量の変化を調べます。しかし、実際の症例報告においては、MRIでは病変が検出されないケースのほうが多いのです。そのため、多くのケースが検査異常なしで見過ごされている可能性があります。

GBSもコロナ感染後やワクチン接種後の場合には、これを疑う症状があっても通常の神経伝導検査や抗ガングリオシド抗体検査では異常が出ないことが多いと症例報告されています。自律神経障害となると、通常の検査で証明することはほぼ困難です。こうした疾患の多くが検査で異常がないために、見逃されていると考えられます。また、それゆえに、精神疾患扱いにされてしまうことも多いのではないかと推察します」（神経内科医）

本書で取材したワクチン後遺症患者の多くも、接種後に体調不良に陥ったと訴えて、いくつも医療機関にかかったにも関わらず、ことごとく検査で「異常なし」とされていた。「気のせいだ」「こころの問題だ」と言われて、抗不安薬や抗うつ薬の服用を勧められた人も多かった。

だが、そうした患者のほとんどが、自分の身に起こっている症状はワクチンのせいであり、精神的な問題などでは絶対にないと話していた。たしかに不安感やうつ状態を訴える人も多かったが、あのような苦しく辛い症状が何カ月も続き、しかも改善の兆しが見えなければ、精神的に不安定になるのは当然ではないだろうか。そして、その精神的な状態が、もともとあった症状をより悪化させていることも、十分に考えられる。

検査で異常が見つからない限り、医師としては体の病気と認めることはできないのかもしれない。だが、ｍＲＮＡワクチンが、これだけ大規模に世界中の億単位のヒトに使われるのは初めてのことなのだ。このワクチンによって引き起こされる異常は、従来の、通り一遍の検査で簡単に把握できるようなものではないのかもしれない。それなのに、精神科医による専門的な診察や検査もなく、簡単に「精神的な問題」と決めつけているとしたら、医師として怠慢と言わざるを得ないのではないか。

接種を推進するための策略

２０１２～13年頃、ＨＰＶ（子宮頸がん）ワクチンの副反応が問題になったときもそうだった。ワクチン推進派の医師の中に、ＨＰＶワクチン接種後に痙攣を起こしたり、立てなくなったりした少女たちに、「クララ病」というレッテルを貼って、これらの症状の多くはワクチンのせいではなく、精神的な問題なのだと吹聴した者たちがいた（クララ＝病弱で車いす生活を送り、なかなか立つ勇気が持てなかった「アルプスの少女ハイジ」の登場人物）。もちろん、その可能性も完全には排除できないが、本人や家族の話に耳を傾けることも寄り添うこともせず、「気のせい」「精神的な問題」と言ってしまう医師たちの話を聞くと、これを思い出して、私はとても嫌なものを感じてしまう。

検査に異常がないからといって放置してしまうのではなく、なぜワクチン接種後に病気になったり、病状が悪化したりする人がいるのか。そのような状態になった人が国内にどれくらい存在するのか。そして、どうすればワクチン後遺症と思われる症状を治すことができるのか――それを探求し、議論し、調査や対策を政府に働きかけることこそが、医師や各学会の責務ではないか。

現実に、国内外の論文や学会で、mRNAワクチン接種との関連を否定できない深刻な症例が多数報告されている。しかし、医学界はワクチン後遺症の存在を公式には認めておらず、接種後に深刻な症状が起こり得るリスクのあることを広く一般に知らせようともしていない。むしろ、学会のなかでは公然と議論が行われているにもかかわらず、一般には知られまいとしているようにも見える。実際、ある医学会では2022年夏、学会誌でワクチン接種後の副反応症例を扱う場合には、疫学的あるいは明確な因果関係を提示するよう求める通知を出した。つまり、症例報告を出しにくいよう、ハードルを上げたのだ。

なぜ、こうした事実を医師たちは身内の議論だけで留めようとしているのか。それはワクチン接種によって健康を害するリスクのあることが一般に知られてしまうと、接種推進の妨げになってしまうと考える医師が多いからではないだろうか。実際、先の神経内科医によると、「ワクチン接種後にADEMやGBSが起こっていたとしても、コロナ感染後の重症化リスクのほうが高く、ワクチンのリスクを騒ぎ立てて接種を止めるなんてトンデモない」という意見が学会では大勢を占めているという。

だが、そうした考えは本末転倒ではないか。こうしたリスクがあることをいち早く一般に知らせなければ、3回目、4回目、5回目と接種が進み、接種年齢も広がっていくたびに、健康被害を受ける人が増えるかもしれないのだ。体調不良になったとしても、ワクチンとの関連性に気づかないために、適切な診断や治療にたどり着かなくなる恐れもある。

ワクチン接種推進に都合のいい話ばかり伝えるのではなく、たとえ「まれ」であったとしても、それによって起こり得るリスクについて知らせるのは、インフォームド・コンセントの原則から言っても、医師として当然の責務ではないか。いつまでもワクチン後遺症をなきものにすることなどできるはずがないのだ。

第6章
いずれ歴史に証明される、国家の闇

人生を破壊された人たちの声を聞かなくていいのか

2022年7月、「#ワクチン後遺症」がツイッターのおすすめのトレンドに入った。7月19日には、6万8000件のツイートがカウントされていた。

実際、ツイッターでワクチン後遺症と検索すると、「接種後に体調を崩した」「接種をきっかけに病気になった」と訴えるツイートが山のようにヒットする。もちろん、そのすべてが真実だとは断言できない。そのなかには嘘ツイートがある可能性も否定はできない。

しかし、本書を読めばわかる通り、私が取材した人たちはみな、一生懸命に自分の身に起こったことを語ってくれた。その証言はどれも詳細かつ具体的で、嘘をついているとはまったく思えなかった。

本書に登場する証言者の多くが、ツイッター経由で知り合った人たちだ。それを考えても、ワクチン後遺症を訴えるツイートのほとんどが、嘘ではないと私は信じている。少なくとも頭から嘘だと決めつけるのは絶対に間違いだ。「自分が体調を崩した原因として、ワクチン以外考えられない」という訴えに、真摯に耳を傾けるべきではないか。

ところが、ツイッターでは、ワクチン後遺症を訴える人たちに対して、「嘘だ」と決めつける人たちがいる。あるいは、自分の身の回りにそのような人がいないことを理由に「後遺症があるとは信じがたい」「まれな被害を強調して接種の不安を煽るべきではない」と絡んでくる人がいる。

また、ツイッターでワクチン推進の投稿を繰り返してきた医師たちのなかには、「接種後に起こった症状や死亡は、ワクチンのせいとは言えない」と主張する者が多い。「接種後の有害事象をワクチンが原因と断定するのは間違いだ」というわけだ。

確かに、接種後、自分や家族にたまたま起こった病気や死亡の原因を、ワクチンのせいだと思い込んでいる人がいる可能性は否定できない。また、ワクチンを擁護する医師たちがよく主張するように、ワクチンが原因ではなく精神的な疾患が背景に隠れていて、その身体的な表現の一つとして症状が現れている可能性もある。

だが、それだけですべてを説明できるだろうか。接種後の健康被害を訴えている人たちのうち、ワクチンが原因の人が何%で、そうでない人が何%なのか。医師であったとしても断言することなどできないはずだ。

それに、因果関係を認めるかどうか以前の問題として、接種前は普通に暮らせていたのに、接種後に健康を損なってしまい、まともな生活が送れなくなった人が多数存在するのは、医師・医療機関や製薬会社から国に報告された副反応疑い報告の一覧を見ても明らかだ〔厚生労働省の厚生科学審議会「予防接種ワクチン分科会・副反応検討部会」のサイトを参照せよ〕。

ワクチン接種後に健康を損ない、辛い思いをしている人たちに対して、「ワクチンのせいではない」と頭から否定するのは絶対に間違っている。何が原因であろうと、まずは患者の訴えに耳を傾けて、適切な検査や鑑別診断を行い、治療や介護・補償など必要な支援・救済を受けられるように努めるのが、医師の使命ではないか。

しかし、第1～4章で書いた通り、ワクチン後遺症を訴える人たちに十分な理解や支援が施されているとは、とても言えない冷酷な現実がある。なぜ、医師として当たり前のことができていないのか。ワクチン後遺症の多発が社会に周知されることによって、接種の忌避が広がることを警戒しているのか。あるいは、自分たちが強引に推進してきたワクチンが、多くの人に害を及ぼしているとは思いたくない心理が働いているのか。

とくに政府、与野党政治家、医師、マスコミなど、ワクチン推進に加担してきた者たちにとって、ワクチン後遺症の多発は「不都合な事実」だ。mRNAワクチンと後遺症との因果関係を認めてしまうと、自分たちの責任が追及されかねない。その恐れを振り払うためにワクチン後遺症を訴える人たちのことを無視したり、mRNAワクチンの安全性に疑義を呈する人たちに「反ワクチン」などとレッテルを貼ったりして、攻撃の刃を向けているのだと私は考えている。

だが、政府が接種後の体調不良や死亡とワクチンとの因果関係を頑なに認めないために、金銭的な救済どころか十分な医療すら受けることができずに苦しんでいる人がたくさんいるのだ。仕事を続けることができずに収入が減ったうえに、医療費が嵩んで生活が苦しくなり、家庭不和に陥った人もいる。学校に通えなくなった子どもや、進路が変わってしまった若者もいる。

国は「まわりのためにワクチン接種を」と訴えてきた。ワクチン接種によって健康を損なった人たちは、自分のためだけでなく、社会ために身を捧げた人たちでもあるのだ。にもかかわらず、ワクチンを推進してきた者たちの「保身」のために、人生を破壊された人たちを見殺しにするのは、人としてあまりにも非道ではないか。私はそこに、強い憤りを感じざるを得ないのだ。

接種者、非接種者を比較する前向き研究が必要

本当にワクチンによって健康被害が起こっているのかどうか。統計学的な因果関係を科学的に検証するには、一定数以上の接種群を事前に登録して長期間追跡し、一定期間後の病気の罹患率や総死亡率（あらゆる要因による死亡）などを非接種群と比較する「前向き」と呼ばれ

る方法での調査を行わなければならない。

しかも、ワクチンの安全性と有効性をフェアに検証するには、本物のワクチン（実薬）を打つ接種群と、偽のワクチン（食塩水などで作った偽薬＝プラセボ）を打つ非接種群をくじ引きのような方法で無作為に分けて、一定期間後の成績を比較する「ランダム化比較試験（Randomized Controlled Trial＝RCT）」と呼ばれる臨床試験の実施が理想的だ。さらに、より信頼性を高めるには、どちらが実薬を打って、どちらが偽薬を打ったのか、接種する側も接種される側もわからないようにする「二重盲検法（ダブルブラインド＝Double Blind）」で行う必要がある。

両群を無作為に分けるのは、そうすれば接種者と非接種者の属性（年齢、性別、収入、健康状態など）が均一になり、偏り（バイアス）なく両群のデータを比較できることが、統計学的にわかっているからだ。たとえば、非接種群のほうが接種群より平均年齢が高く、持病のある人の割合が多ければ、当然、非接種群の罹患率や総死亡率が高くなり、フェアな比較はできなくなる。なので、データを比較するならば、両群の属性を均一にすることが大前提となる。

また、より信頼性を高めるのに二重盲検法が求められるのは、非盲検試験だと医師がワクチンに都合のいい結果を出すために、健康な人に実薬を接種して、持病のある人に偽薬を接種するような作為が入る恐れがあるからだ。接種された側も、自分が実薬を打たれたことがわかってしまうと、たとえばコロナを疑う症状があった場合、「ワクチンを打ったからコロナではない」と自己判断するようなことが起こり、非接種者と受診行動の傾向が変わってしまうかもしれない。

こうした理由によって、本当にフェアに（科学的に）ワクチンの安全性と有効性を比較するには、二重盲検RCTの実施が理想なのだ。とはいえ、RCTの意義を理解してもらって、被験者に同意まで取って試験を実施することは、現実として簡単なことではない。したがって、それができないにしても、最低でも同質の属性の接種者と非接種者とをマッチングさせて、両群のデータを比較する調査を行わなければ、ワクチンの有効性と安全性をフェアに評価することはできない。そのためには、ワクチン接種者を事前に登録して、数カ月後、数年後の健康状態や生存状況を把握できるレジストリ（登録）制度を整備する必要がある。

杜撰すぎる厚労省のデータに踊らされる

実は、国内での接種が始まる3カ月前の2020年11月に、日本薬剤疫学会、日本疫学会、日本臨床疫学会、日本ワクチン学会が「新型コロナウイルスワクチンの安全性確保に関する4学会共同声明」を出している。そのなかで4学会は、「ワクチン被接種者全員を登録、追跡するシステムを構築し、接種記録の共有と接種後の転帰の確認を可能とすることが必須と考えます」と、レジストリ登録制度の整備を訴えていた。

しかし、こうした訴えに政府および厚労省、医学界等は耳を傾けることなく、コロナワクチンのレジストリ(登録)制度は実現しなかった。mRNAワクチンによって健康被害が本当に起こっているのかどうか、科学的に安全性と有効性を検証して、統計学的な因果関係を明らかにすることは、我が国では最初から実質的に放棄されているのだ。

その代わりというわけではないが、日本ではコロナ陽性となった人を登録する「HER-SYS(ハーシス)」というシステムが稼働している。その登録システムのなかで、コロナ陽性者に接種歴をたずねて、そのデータをもとに接種者と非接種者の人口当たりの陽性率や重症化率、死亡率などを比較する解析が、厚労省の「専門家会議アドバイザリーボード」の手で行われてきた。

しかし、このような過去にさかのぼって接種歴を問う「後ろ向き」の調査では、原因と結果の時間的方向性が逆転しているため、ワクチン接種者と非接種者の間で結果に違いがあっても、因果関係を推定することしかできない。それに、このような後ろ向きの調査方法は、結果に偏り(バイアス)が入りやすいため、科学的な信頼性は前向き調査に比べて低いとされている。たとえば、接種者と非接種者とで受診行動の傾向に違いがある、非接種者にワクチンを打てない体力の衰えた高齢者が多く含まれている、登録者の接種歴の申告が間違っているといった偏り(バイアス)が考えられる。

それ以前の問題としてＨＥＲ－ＳＹＳについては、接種歴の記載がない陽性者を「未接種」に分類して、データを集計解析していたことが２０２２年5月に発覚した。接種歴未記載の陽性者を「接種歴不明」に分類し直したところ、それまで接種者より未接種者のほうが陽性率が高いというデータだったのが、年代によっては未接種者より2回接種者のほうが陽性率が高いという「逆転現象」が起こっていることが明らかになった。

このデータ操作が意図的であったかどうかはわからない。しかしいずれにせよ、政府が「ワクチンは安全で有効だ」としていた大きな根拠の一つになっていた厚労省のデータが、これほどまでに杜撰《ずさん》で信用ならないものだということが、ＨＥＲ－ＳＹＳの問題で明らかになったのだ。そして、２０２２年8月、政府は「新型コロナ対応にあたる医療機関の負担を減らすため」という名目で、65歳以上および重症化リスクのある人以外については、診断日、発症日、詳細な住所などとともに、ワクチン接種回数の入力を都道府県の判断で不要としてよいとする通達を出した。さらに付け加えると、２０２２年10月から5回目接種が始まったが、ＨＥＲ－ＳＹＳは5回目接種を入力する仕様になっておらず、厚労省はまた「不明」とするよう求めている。

つまり、我が国にとってこのワクチンが本当に意味があるのかどうかを推し量る、唯一の手掛かりであった統計データの取得すら、この国の政府はやめてしまったのだ。

日本の総死亡率は上がっている！

本当は、ワクチン接種者を登録して、前向きに追跡する調査をしなければ因果関係がわからないことは、統計のプロフェッショナルがいる厚労省、各医学会、製薬業界の関係者は十分承知のはずだ（知らないとしたら、とてもプロとはいえない）。しかし、あえてやらないのだと私は思っている。なぜなら、前向きの調査をすると、接種した人たちの方が総死亡率が高いというデータが出て、ワクチンによる健康被害を認めざるを得なくなるかもしれないからだ。もちろん、逆の結果が出ることもあり得るが、ワクチンを推進する側にとっては、真相不明にしておいたほうが得なのだ。

コロナワクチンの擁護者たちは海外の医学論文や統計データを盾に、「ワクチンの感染予防効果は落ちても、重症化予防効果はある」と主張している。

しかし、いくら〝コロナ〟の重症化が予防できたとしても、それだけでは意味がないことを我々は理解すべきだ。コロナワクチンが真に有効だというためには、「総死亡率」が低下することを証明する必要がある。

なぜなら、たとえワクチンによってコロナ感染死が減ったとしても、ワクチンの害による死亡がそれを上回っていたら、本末転倒だからだ。だからこそ、我々は政府や医学界に、ワクチン接種者と非接種者の総死亡率を科学的にフェアに調査するよう、要求し続けるべきなのだ。

なぜ、私が総死亡率にこだわるのかというと、現実に、ワクチンの害によって総死亡率が高くなっているのではないかと疑わざるを得ない事態が起こっているからだ。

実は、2021年2月にワクチン接種が始まってから、日本の死者は急増している。新型コロナの国内での感染拡大が明らかになった2020年（まだ、コロナワクチンの接種が始まる前）は前年に比べ死者が約9000人減少し、138万4544人だった。このときマスコミは、マスクや手指消毒などの感染対策によって、コロナ以外の感染症が減ったことが影響したのではないかなどと報じていた。

ところが、翌2021年は、ワクチン接種が始まったにもかかわらず、前年に比べて約6万7745人も死者が増加したのだ。この年は11月までに、日本の全人口の7割が2回のコロナワクチン接種を受けた。ワクチンを推奨した政府も医師たちも、国民の7、8割が接種すれば集団免疫ができて、コロナ前の日常が取り戻せるかのように説明していた。しかし現実には、コロナの流行が収まるところか、ワクチン接種前よりも死ぬ人が増えたのだ。国立感染症研究所が公表した「超過死亡数（例年の死亡者数から予測される数値の範囲を超えた死亡者数）」で見ても、2021年は予測よりおよそ1万5000～4万9000人多く死亡したと推計されている。

そして2022年も、6月までの半年で前年に比べすでに約4万8269人も死者が増加している。とくに2月は前年同月比1万9490人、3月は1万5992人、そして8月は1万7578人も死者が増加した（厚生労働省「人口動態統計速報値」）。死亡者数の増加は不可解なことに、特定の月に集中している。国は3回目に留まらず、4回目、5回目のブースター接種を国民に求めた。にもかかわらず、ワクチンを打ち始めてから、2020年に比べて2022年8月までに合計で約14万人も死者が増えたのだ。超過死亡数で見ても、感染研によると2022年1～6月で、すでにおよそ1万4000～4万6000人が多く死亡したと推計されている。2021年分と合計すると、少なくとも2万4500～最大で9万5000人の超過死亡が出たことになる。

もしワクチンによってコロナの重症者を減らせているならば、日本全体の死亡者数が減って不思議ではないはずだ。もちろん約14万人の死者増加分すべてがワクチンによるものではなく、ワクチンでは防げなかったコロナ感染死が数字を押し上げている可能性もある。しかし、コロナの累計死者数は、2021年は推計約1万5000人。同じく2022年は8月までで約2万1000人（合計3万6000人）だ（NHK特設サイト「新型コロナウイルス」日本国内の死者数のダウンロードデータより計算）。それらすべてが2021年と2022年の死者増加分に含まれているとしても、まだおよそ10万人以上の死者増加を説明することができない。

また、コロナの陽性者拡大に伴う医療逼迫によって、救えたはずの命を失ってしまった可能性もある。しかし、約10万人もの命を救えないほど、日本の医療は脆弱なのだろうか。それにもし、医療逼迫が原因だったとしたら、世界一のベッド数を保有しているにもかかわらず、10万人もの命を救えなかった政府や医療界の失策を責めるべきではないか。だが、ワクチン推進派は誰も、そのことを咎めない。

何が原因であったとしても、最終的に国民の8割近くが2回、7割近くが3回ワクチンを接種したにもかかわらず、接種後に日本の死者数が増えてしまったことは揺るぎない事実だ。国民の命を守るのが政治家の、そして医師たちの責任であるにもかかわらず、彼らのなかにその原因を明らかにしようとする者がごく一部しか見当たらない。大手マスコミも死者激増の責任を追及しようとしない。これほど多くの命が失われているにもかかわらず、権力者たちは口をつぐみ続けている。

ワクチン接種推進に加担してきた者たちは、「死者激増とワクチンとは因果関係がない」と強弁し続けるだろう。ならば、ワクチン以外にどんな原因があるのというのか、ワクチン推進派は万人が納得できる説明をするべきだ。それができないのなら、コロナ対策やワクチン推進に加担した者たちは、数多の人々の命を守れなかった責任を負うべきだ。

コロナワクチンの接種後死亡はインフルエンザワクチンの100倍以上

どんなに「ワクチンとは因果関係はない」と強弁し続けようとも、ワクチンによって健康被害が起こっていることを示唆するデータは隠しきれないほど存在している。

前章で示した各医学会での症例報告もその一つだ。ワクチンと無関係だと思うのなら、わざわざ演題に「COVID-19ワクチン接種後に起こった」といった枕詞はつけないはずだ。にもかかわらず、各医学会で症例報告が多数されているとツイートすると、「症例報告がいくら多くてもエビデンスにはならない」と反論してくる医師がいる。しかし、臨床現場の最前線で働く医師たちによる症例報告は、「このような注意すべき事態が起こっている」という注意喚起のシグナルと捉えるべきものだ。そのシグナルが、多方面から多数起こっているのに、軽視するほうが間違っている。

それに、国にはワクチン接種後の死亡や重篤の事例報告が多数上がっている。新型コロナワクチン接種後の副反応疑いの事例は、当初は2週間に1度、最近は1カ月に1度のペースで開催されている厚生労働省の「厚生科学審議会予防接種・ワクチン分科会副反応検討部会(以下、副反応検討部会)」の資料で確認することができる。

この文章を執筆時点の最新データ（２０２２年11月11日に開催された副反応検討部会の公表資料）を確認すると、予防接種開始（２０２１年２月17日）から２０２２年10月28日までにワクチン接種後の「死亡」として報告された事例は１９０８件（ファイザー社製１６９９件、ファイザー社製５〜11歳用２件、モデルナ社製２０５件、アストラゼネカ社製１件で同１件、武田社製ノババックス１件）に上っている。

また、医療機関からの副反応疑い報告は３万５０４３件で、そのうち「重篤」と報告された事例は７９３３件にも上っている。

全国民のおよそ８割（77・21％）にあたる約９７２２万人が２回接種、７割近く（66・８％）のおよそ８４１１万人が３回接種を受けているなかで、１９０８人の死者は極めて少ないと反論されるかもしれない。しかし、インフルエンザワクチン接種後に死亡したと報告された事例は、令和元年から過去10年の間に、毎年約５０００万人に接種し３〜22人、平均して１年間に10人だ〔厚生労働省医薬・生活衛生局「医薬品・医療機器等安全性情報」より〕。コロナワクチンの接種者数と母数や期間を合わせて計算し直すと、インフルエンザワクチンの死者は、およそ１年半で15人程度という計算になる。つまり、コロナワクチンはインフルエンザワクチンの１００倍以上も接種後死亡が報告されているのだ。誰が見てもコロナワクチンの方が死者数の報告が異常に多いと認めざるを得ないはずだ。

このようなことを言うと、今度は、厚労省の副反応疑い報告は接種後に起こった有害事象を幅広く報告することになっており、風呂場で溺れた事例も、交通事故の事例も、自殺した事例も、ワクチンとの関連性とは関係なく報告されていると反論してくる者たちがいる。

しかし、これは間違いだ。厚労省のホームページには、ワクチンとの関連によらず報告の対象となる疾患として、アナフィラキシー(接種後4時間以内)、血栓症(接種後28日以内)、心筋炎(同前)、心膜炎(同前)の他に、次のような報告の基準が定められている。

医師が予防接種との関連性が高いと認める症状であって、以下に該当するもの
(予防接種との関連性が高いと医師が認める期間に発生した場合が報告の対象です)

◆入院治療を必要とするもの
◆死亡、身体の機能の障害に至るもの
◆死亡若しくは身体の機能の障害に至るおそれのあるもの

ワクチン接種との因果関係が示されていない症状も含め、幅広く評価を行うため、当面の間、以下の症状について、報告を積極的にご検討ください。

けいれん、ギラン・バレー症候群、急性散在性脳脊髄炎（ADEM）、
血小板減少性紫斑病、血管炎、無菌性髄膜炎、脳炎・脳症、関節炎、脊髄炎、
顔面神経麻痺、血管迷走神経反射（失神を伴うもの）

このように、報告されている症例は基本的に「医師が予防接種との関連性が高いと認める症状」なのだ。また、因果関係によらず積極的に報告すべきとされる疾患も限定されている。そもそも常識的に考えて、多忙な臨床医が報告書に記入する手間をかけてまで「関連性がまったくない」と考える症例を、わざわざ厚労省に伝えることはしないだろう。風呂で溺れた事例や交通事故の事例は、ワクチンによって心肺が停止して、意識が消失した結果かもしれない。自殺した事例は、ワクチンが脳に何らかの影響を与えた、あるいは生きるのも耐え難いような苦痛が続いた結果かもしれない。一見ワクチンと無関係に見えるからといって、可能性を頭から排除するのは間違っている。

新型コロナワクチンは新規のワクチンであり、注目をされているから報告が多いのだという反論もある。しかし、私の著書『新型コロナワクチン 誰も言えなかった「真実」』〔宝島社新書〕でも指摘した通り、むしろ医師たちが報告書を書くのに時間が取られることを嫌うために、報告されていない症例がかなりあると推測される。実際、私が知っているワクチン後遺症患者の治療に取り組んでいる医師たちでさえ、ワクチン接種後の体調不良を訴えて受診す

る患者数が多いうえに、報告書を書くのに手間がかかるため、すべてを報告していないと証言している。

施設などの入居者や寝たきりの高齢者では、ワクチン接種後に急に体調を崩し、そのまま亡くなる人もいる。しかし、何らかの病気でいつ亡くなってもおかしくない状態だったという理由で医師が報告を出さなかったり、遺族も報告することを望まなかったりするケースが多いという。

さらに、副反応疑い報告を出した医師が、上から勝手に報告しないように釘を刺され、以後、報告書を出していないという証言も聞いている。副反応を報告することは予防接種法に定められた医師の義務だ。にもかかわらず、このように報告を妨害する行為がもしあったとしたら、それは法に背くことであり、悪質と言えるだろう。

そもそも、接種後に重篤な症状が起こったとしても、それがワクチンの影響であると医師も患者も気づくとは限らない。とくに集団接種会場での接種の場合、自分が接種した患者がその後どうなったのか、医師は知る由《よし》もないだろう。また、接種された側も、わざわざ接種担当の医師を探して、症状が出たことを伝えにいくことはまずないはずだ。接種後に病気になって医療機関を受診したとしても、医師か患者のどちらかがワクチンとの関連を強く疑わなければ、副反応疑いとして報告されることはない。

こうした様々なケースがあり得ることを考えると、厚労省の副反応報告に出ている事例は、氷山の一角であると考えるべきなのだ。

有害事象は申告の30倍!?

では、どれくらいの頻度でワクチン接種後の死亡や重篤な症状が起こり得るのか。WHO（世界保健機関）やCDC（米国疾病管理予防センター）のコロナ対策に異議を唱え、ワクチン後遺症の治療指針（プロトコル）なども公表している米国の医師組織FLCCC（Front Line Covid-19 Critical Care Alliance）が、ワクチン接種後症候群の診療指針を公表しており、そのなかで、米国の有害事象報告システム（VAERS）に報告された有害事象のデータをもとに、実際にどれくらいの健康被害があり得るのかを推計している［FLCCC I-RECOVER: Post-Vaccine Treatment" September 6, 2022］。

それによると、2022年7月1日現在、米国の有害事象報告システム（VAERS）に報告されている有害事象は合計83万9297件。その中には、16万5088件の医師受診、10万1033件の救急受診、6万4930件の入院、1万3547件の死亡、約1万2851件の重篤（命を脅かす事例）が含まれている。さらに、データベースは3万2068件の重篤なアレルギー反応、1万4352件の後遺症、5724件の心臓発作が報告されている。

しかし、ＦＬＣＣはこれらの数字は過少申告されており、少なく見積もって実際の有害事象は30倍あるとしている。２０２２年７月に公表された米国の民間調査会社の調査では、ワクチン接種者の８・64％がワクチンの健康被害を受けたと回答しており、米国内の接種者数に換算するとワクチンによって約１５００万人が健康被害を被ったと推計している。

この30倍という数字を日本にあてはめてみよう。前述の通り、厚労省の副反応疑いに報告された死亡事例は１９０８件、重篤事例は７９３３件だ。これを30倍すると、ワクチン接種に関連した死亡は５万７２４０件（９０８件×30）、重篤は23万７９９０件（７９３３件×30）、合わせておよそ29万５０００件の深刻なワクチン被害があり得ることになる。発生頻度は、2回接種済みの約1億人を母数とすると、死亡は約１７５０人に１人、重篤は約４２０人に1人、ワクチンの深刻な健康被害に遭った人は死亡・重篤合わせておよそ３３９人に１人ということになる。

30倍だなんて、荒唐無稽な数字だと一蹴する人がいるかもしれない。だが、前述した通り、ワクチン接種開始からの1年半で日本国内の死者が２０２０年に比べおよそ14万人（超過死亡で2万４５００〜９万５０００人）増加したことを考えると、ワクチンによって５万７２４０人が亡くなっていたとしても、何ら不思議ではない。むしろ５万７２４０人という数字は、これでも控え目な見積もりと言っていいかもしれない。

このような投稿をツイッターですると、「自分のまわりにはワクチン接種後に健康被害を受けた人はいない。自分もワクチンを打ったが、何も問題がなかった」と言ってくる人がいる。だから、ワクチンによる健康被害はあったとしてもまれであり、それを強調して不安を煽るのはケシカランと言いたいのだろう。

だが、自分の携帯電話の連絡先に入っている知り合いの数を数えてみればいい。２０１０年の古い記事だが、ＮＴＴアドの調査によると、20代は平均74・８人、30代は51・６人だった［「あなたは何人？ 携帯アドレス帳の登録数、20代74・８人、30代以上51・６人」ITmediaビジネスＯＮＬＩＮＥ ２０１０年10月19日］。それから考えても、一般の人の「知り合い」と言える人の数は、ぜいぜい１００人か、多くても３００人くらいまでだろう。

それから考えると、前述の通り死亡頻度がおよそ１７５０人に１人だとすると、ワクチン接種後に死亡した知人がいない人のほうが多くて当たり前なのだ。あるいは、普通は知り合いの知り合いからの噂話として耳に入るくらいだろう。死亡より頻度の高い重篤の場合でも４２０人に１人だから、知り合いに１人いるかいないかということになる。全国の実数で見ると、一つの市町村が消滅するほどの健康被害が起こっていたとしても、自分の周りの世界だけでは、なかなか実感することができないのだ。

だが、この推計に基づくと、大企業や都市の学校のレベルであれば、ワクチン接種後に体調悪化が続き、通勤や通学がままならなくなった人が1人いてもおかしくない計算となる。それほどの規模の被害が起こっているかもしれないのに、まわりに該当する人がいないから大騒ぎするのはおかしいと一蹴するのは、あまりに事態を軽視し過ぎている。

補償からもれる被害患者

そもそも新型コロナワクチンは、新型コロナの流行を抑えるという名目で、政府が政府の責任によって、下は5歳からほぼ全国民を対象に接種が強力に推進された。そして、政府は2022年10月、乳幼児（6カ月〜4歳）にまで接種対象を広げた。しかし、1億人近くの人が国の要請に従って2回以上の接種を受けたにもかかわらず、健康被害を訴えてもほとんどの人がいまだに補償を受けられず、放置されている。

予防接種法で努力義務として定められたワクチンを受けて健康被害を被った場合、「予防接種健康被害救済制度」に申請すれば、市町村から救済を受けられることになっている。具体的には、医療費及び医療手当、障害児育児年金、障害年金、死亡一時金、遺族年金、遺族一時金、葬祭料などが、被害の状況などに応じて給付されることになっている。

ただし、申請には接種済み証の他、医療費の請求書や診療録（カルテ）、診断書などの書類を揃えて提出する必要がある。さらに補償を受けるためには、それらの書類をもとに厚労省の「疾病・障害認定審査会」の審査を受け、最終的に厚生労働大臣の認定が必要となる。

この予防接種健康被害救済制度への新型コロナワクチン接種者の申請数は、2022年11月7日までに5013件に達している。これは申請の条件となる書類を揃える必要があることを考えると、相当の数だと言える。なぜなら、病院から診療録を入手するには、医療機関1件あたり1万～数万円の費用が必要なうえに、書類を揃えるのにかなりの手間がかかるからだ。

それに、診断書を入手できたとしても、医師が症状とワクチンとの間に関連があると書いてくれるとは限らない。ワクチン後遺症を訴える人たちの話を聞くと、頭からワクチンとの関連を否定する医師が多い。そのようなワクチン後遺症に否定的な医師の診断書を申請のために提出しても、補償を受けられる確率は低いだろう。ワクチンとの関連を認めてくれる医師が見つからず、申請を断念するケースもあるはずだ。それを考えると5013件もの申請が出ているということは、逆に、健康被害とワクチンとの関連を認める医師が想像以上に多いということでもある。

ただし、2022年11月7日の審査結果によると、ここまでで健康被害が認定されて救済が決定したのは、1117件にとどまっている。否認が101件、保留が28件で、約75%にあたる残りの3767件は、まだ審査対象にもなっていない。仕事ができなくなり収入を失ったのに、医療費ばかり嵩む苦境に陥った人たちがたくさんいることを考えると、あまりに対応が遅すぎると言わざるを得ない。

どのような症例の補償が認められているのか。実は22年1月28日の審査会（第5回新型コロナウイルス感染症予防接種健康被害審査部会）までは、アナフィラキシーか急性アレルギー反応しか認められていなかった。その理由は、コロナワクチンのmRNAを包む脂質ナノ粒子（LNP）の材料の一部にアレルギー反応を引き起こす恐れのあるポリエチレングリコール（PEG）が使われていることと、接種後短時間に発症したものについては関連性を否定しようがないためだと思われる。この救済制度を説明する厚労省のサイトのページでも、アナフィラキシー等の急性アレルギーで4時間以内に発症し、接種日含め7日以内に治癒・終診したものについては、医療機関から特定の用紙に記載を受ければ、診療録等がなくても申請できると書かれている。

アナフィラキシーや急性アレルギー以外の疾患・症状は、しばらくは救済の対象になっていなかった。だが、申請が多くなるにつれて、共通する疾患・症状が増えてきたために、認定せざるを得なくなってきたのだろう。同年2月24日の審議会から、ようやく他の疾患・症状も少しずつ認定されるようになってきた。どのような疾患・症状の補償が認められたのか、リストアップしてみた。大まかな種類別に分類してみたが、医学的に正確性を期したものではなく、便宜的なものであることをご理解いただきたい。

◆心血管・リンパ系の異常

血圧上昇、高血圧性緊張症、血圧低下、頻脈、迷走神経反射、胸部苦悶感、急性心筋炎、IgA血管炎、血小板減少症、頸部リンパ節炎

◆呼吸器系の異常

過換気症候群、呼吸困難、酸素飽和度低下、気管支喘息発作

◆筋肉・神経系の異常

顔面神経麻痺、顔面ミオクローヌス（筋肉がピクつくような痙攣）、末梢神経障害、ギラン・バレー症候群、四肢冷感、失語症状、感覚鈍麻、手足のしびれ、手の震え、振戦、手指の硬直、握力低下、脱力、不随意運動、脱力発作、歩行障害、ふらつき、神経障害性疼痛、関節痛、腰痛、筋肉痛、体動困難

◆筋肉・関節の異常（コロナワクチンの筋肉注射に伴うと想像される症状）

接種部の疼痛、左上腕疼痛、左肩筋肉挫滅、左肩三角筋挫傷、左上腕蜂窩織炎、左肩関節周囲炎、左肩腱板疎部炎、腱板炎、滑液包炎

◆頭痛、めまい、発熱、発作、全身倦怠感

頭痛、重症片頭痛発作、めまい、耳鳴り、眼振、聴力低下、発熱、全身倦怠感、悪心、悪寒、全身けいれん発作、てんかん発作、意識障害、意識レベル低下、意識消失発作

◆皮膚の異常

紅斑、多型滲出性紅斑、結節性紅斑、全身性紅斑、薬疹、播種状紅斑丘疹型薬疹、中毒疹、蕁麻疹、掻痒感

◆消化器系の異常

喉の違和感、口腔内違和感、嘔吐、悪心、急性胃腸炎、急性腹痛症、下痢、吐血、肝機能障害

◆電解質系・泌尿器系の異常

低カリウム血症、低ナトリウム血症、低クロール血症、脱水、腎機能障害

このように、救済が認定されたケースを整理してみると、本書で紹介したワクチン後遺症を訴える人たちと共通する疾患・症状が多いことがわかる。いくつかの疾患・症状について、

考察してみよう。

心血管・リンパ系の異常では、血圧上昇や血圧低下が補償対象になっているケースが多い。第5章で書いた通り、コロナワクチンによってつくられるスパイクタンパクは、細胞のACE2（アンジオテンシン変換酵素2）に結合するが、ACE2は血圧を調節するホルモンとしての役割も担っている。ワクチン接種後に血圧の乱高下が起こったとしても、何ら不思議ではない。なかでも注意が必要なのが、「高血圧性緊張症（悪性高血圧）」だ。これは、単に血圧が高いだけでなく、脳、心臓、腎臓、大動脈などに悪影響が及び、すぐに治療しないと命を落としてしまうことがある重篤な疾患だ。もしかすると、ワクチン接種後に脳出血やクモ膜下出血等を起こしたケースでは、こうした異常な血圧上昇が関与しているケースがあるかもしれない。

また、迷走神経反射は、高血圧とは逆に急激に血圧が低下したり頻拍《ひんぱく》が生じたりして、一時的に失神することもある反応だ。緊張や痛みなどの刺激によって引き起こされることがあり、ワクチンや血液検査の注射の際に生じることも知られている。私はコロナワクチンの集団接種会場で派遣従業員として働いていた人から、毎日のように1人か2人は接種後に倒れる人がいて、頭を打った人がいるという証言も聞いている。通常は、しばらく休めば大事に至らないはずだが、救済認定されたケースでは接種会場で倒れて頭をケガするなどの大きなトラブルがあったのかもしれない。

前章でも触れた通り、心筋炎・心膜炎はコロナワクチン接種後の重篤な副反応として、2021年12月にコロナワクチンの添付文書に記載されることとなった。心血管系ではIgA血管炎の補償が認定されているのも興味深い。前章で紹介した日本腎臓学会の症例報告でも、接種後のIgA血管炎の発症が指摘されていた。

筋肉・神経系の異常では、顔面神経麻痺で補償されたケースが多い。ワクチン接種後に単純ヘルペスや帯状疱疹の多発が指摘されているが、顔面神経麻痺はこれらのウイルスの活性化に伴って起こることも知られている。単純ヘルペスによって起こる場合を「ベル麻痺」、帯状疱疹(水痘ウイルス)によって起こる場合を「ラムゼイ・ハント症候群」と呼ぶ。コロナワクチン開発支援運動に熱心だった米国の人気歌手、ジャスティン・ビーバーが2022年6月にラムゼイ・ハント症候群で顔面神経麻痺になったことを公表し、ワールドツアーの中止を発表した。ワクチンとの因果関係は定かではないが、その可能性も否定できないだろう。

また、筋肉・神経系の異常では、手足のしびれ、痛み、筋力低下、ふらつき、歩行困難なども多いが、第2章で紹介したワクチン後遺症患者の症状にまさに合致している。末梢神経麻痺を起こすギラン・バレー症候群のような自己免疫疾患が補償対象になっていることも注目に値するだろう。さらに、筋肉・関節の異常では、左肩、左腕の筋肉や関節の損傷・炎症が目立つ。これは、ワクチン接種のために左腕に筋肉注射したことに伴って起こった症状ではないかと想像される。

それから、第3章で紹介した通り、頭痛、めまい、発熱、発作、全身倦怠感も、ワクチン後遺症を訴える人に共通する疾患・症状だ。このために学校や仕事に行けなくなった人も多い。ワクチン後遺症ではなく「コロナ後遺症」としても、こうした症状を訴える人が多く、テレビやネットのニュースなどでしばしば報じられているが、もしかするとコロナ感染が原因というのは思い込みで、本当はワクチン接種が原因の人も混ざっているのではないか。こうした症状があって、ワクチン接種をした覚えのある人は、そのことも念頭に置いて医師に相談すべきではないだろうか。

皮膚の異常では、薬疹に加えて、様々なタイプの紅斑が多い。多型滲出《しんしゅつ》性紅斑はヘルペスなどのウイルス、細菌が原因になるほか、薬剤によって引き起こされることがある。ヘルペスウイルスの活性化は、ワクチン接種による免疫低下が原因かもしれない。また、ワクチンが引き起こした自己免疫疾患の反応として、このような皮膚の症状が起こっている可能性もあり得る。ワクチン接種後に、異様な皮膚症状を訴える患者が増えたという臨床医の声もあるので、注意が必要だ。

ワクチン後遺症患者では、食欲不振を訴えて、体重が減ったという人も複数いる。喉の違和感、口腔内違和感、嘔吐、悪心、急性胃腸炎、急性腹痛症といった症状が、食欲不振の原因となっているのかもしれない。また、学会の症例報告で、ワクチン接種によって肝機能障害が起こったという事例も発表されている。mRNAの脂質ナノ粒子（LNP）は肝臓にも到達しやすいとされており、肝細胞がスパイクタンパク、あるいは自己抗体や細胞性免疫によって傷害されているのかもしれない。電解質・泌尿器系の異常も含めて、様々な臓器や体のバランスに何らかの影響を与えている可能性がありそうだ。

このように、救済された疾患・症状を見ると、第1～第4章で紹介したワクチン後遺症のケースと酷似のケースが、実際に補償対象となっていることがわかる。アナフィラキシーや急性アレルギー以外の疾患・症状が、補償対象として認められてきたということは、今後も幅広く認められる可能性があるということだ。接種後の体調不良や死亡がワクチンと無関係とは思えないという人は市町村の窓口に相談して、予防接種健康被害救済制度への申請を積極的に検討すべきだろう。

そのためにも、ワクチン接種証明書をなくさないよう保管することと、体調不良があればワクチン後遺症に理解のある医師に受診することをお勧めする。前述した通り、申請には診療録や診断書が必要だが、理解のない医師に受診をすると、頭からワクチンとの関連を認めないような診断をされてしまう恐れがある。ワクチン後遺症を診療している医師のリストは「全国有志医師の会」や、同じく「こどもコロナプラットフォーム」が運営する「コロワク治療ナビ」のホームページに掲載されており、都道府県別に検索できるので、身近に見つからない場合は参考にしてみてほしい。

予防接種健康被害救済制度について説明した厚生労働省のサイトには、この制度の趣旨について、「接種に係る過失の有無にかかわらず、予防接種と健康被害との因果関係が認定された方を迅速に救済するものです」「予防接種法に基づく予防接種を受けた方に健康被害が生じた場合、その健康被害が接種を受けたことによるものであると厚生労働大臣が認定したときは、市町村により給付が行われます」と書かれている。つまり、すでに1117件の救済認定がされているということは、少なくともワクチンとの関連を否定できない様々な疾患・症状が起こっていることを、政府および厚労省は十分に認識しているということだ。この事実を見ても、ワクチンによる被害を訴える声を「因果関係なし」と一蹴することはもはやできないはずだ。

それに、政府は、「ワクチン接種で健康被害が起こったら補償される」と説明していた。たとえば、接種がスタートしたばかりの2021年2月19日の衆議院予算委員会で、厚生労働大臣(当時)の田村憲久氏は立憲民主党の末松義規氏の質問に答えて、次のように答弁していた［衆議院会議録「第204回国会 予算委員会 第14号」(令和3年2月19日金曜日)］

末松委員

「(前略)FNNの2月13日付の報道で、アメリカでワクチン接種後に1170人が死亡したと。これは、昨年の12月14日から今年の2月7日までの間ということなんです。そういう報告があって、それで、アメリカのＣＤＣがこれは引き続き調査するということを言っているんですけれども、私、日本の専門家に聞いたときに、ワクチン接種でアナフィラキシーショックとかあったんだけれども、死亡者はいないと聞いていたんですね。ちょっとそこはまたＣＤＣの調査にもよるんでしょうけれども、もし万が一、ワクチンでショック死あるいはアレルギー反応でショック死された方とか、これは補償というのはどういうふうになっているんですか。

ちょっと私も聞いたら、一時金で４４２０万円支給されるという話、あるいは、重篤な障害がある方には何か年金方式で補償がされるということを聞いたんですけれども、どうなっているんでしょうか」

田村厚労大臣

「健康被害救済制度というのがございます。このなかで、Ａ類の定期接種、もっとも高いものと同じ補償といいますか、対応しようということでありまして、救済制度のなかで、例えば、遺族に対して、亡くなった場合、これは接種に係る過失がある、ない関係なしですね、一時金で４４２０万、委員が言われたとおりです。それから、葬祭等々、葬祭料が20万９０００円、これが支払われます。さらに、一級の障害が出た場合、18歳以上の方が障害を負った場合は、本人に対して障害年金、年額で505万6800円、これが支払われます。また、施設に入所、入院しない場合、家でおられる場合ですね、こういう場合には、介護加算が年額で84万4300円支払われる、こういう内容になっております」

このやりとりは、新聞記事になった。これを朝日新聞は、「ワクチン接種で死亡したら4420万円支払い　厚労相」という見出しで報じた。また、産経新聞も「接種後死亡に4420万円　コロナワクチン、国が補償」という見出しで報じた（いずれも、2021年2月19日付）。こうした答弁や記事を見て「コロナワクチンで死んだとしても、家族にお金を残すことができる」と誤解して、接種を決めた人もいたのではないだろうか。しかし、ワクチン接種後に死亡したと報告された1908人のうち、補償が認定されたのはまだわずかだ。

1人目は、2022年7月25日に認定された91歳の女性。彼女は脳虚血発作や高血圧症などの持病があり、接種後に急性アレルギー反応と急性心筋梗塞を発症して死亡した。2人目、3人目は、ワクチン接種後に間質性肺炎急性増悪で亡くなった91歳男性と、血小板減少性紫斑病により死亡した72歳男性。同年9月9日に認定された。そして4人目は、免疫性血小板減少症の疑いで、脳静脈洞血栓症などが起きて死亡した接種時72歳の男性。同年10月17日に認定された。その後、同年12月12日の審議までに、計15人の死亡一時金が認定されている。

接種後死亡の救済を求める側からすると、認定事例が増えてきたことは一歩前進と言えるかもしれない。しかし、救済が認められているのは、なぜか70代、80代、90代といった高齢者が多く、若年層は少ない。ワクチン接種後の死亡事例のなかには、接種したその日にお風呂のなかで沈んで見つかった10代の中学生や、部屋のなかで倒れていたところが見つかった20代の看護師、幼い子どもや妻を残して亡くなった20代、30代の男性など若い人たちも含まれる。「まわりの人を守るためにも」と言って打たせたのに、政府は突然に命を絶たれた人たちを弔うことも、遺族に救済の手を差し伸べることもなく、冷酷に放置し続けているのだ。

子宮頸がんワクチンの場合

そもそも政府は、ワクチン接種によって健康被害を受けた人たちを、本気で救済する気があるのか。私たちはそのことも問う必要がある。それを考えるのに、同じく健康被害を訴える人が多数出たHPVワクチン（子宮頸がんワクチン）の救済状況が参考になる。

HPVワクチンは、子宮頸がんを予防できるという触れ込みで２００９年（サーバリックス）と２０１１年（ガーダシル）に承認され、小学6年生から高校1年生相当の女子を対象に接種が進められた。しかし、激しい頭痛、関節痛、しびれ、光過敏、視野欠損、嗅覚や味覚の障害、不随意運動、歩行失調、脱力、睡眠障害、月経異常、全身倦怠感、学習障害、記憶障害といった様々な被害を訴える声が多発。それを受けて、任意接種から定期接種（予防接種法に基づいて、市区町村が主体となって実施する接種）となってからわずか2カ月後の２０１３年6月、厚労省はＨＰＶワクチン接種の積極的な勧奨を一時中止するに至った。

同年3月、被害を訴える人たちが集まって「全国子宮頸がんワクチン被害者連絡会」が結成され、２０１５年3月には副反応被害の原因究明や治療法の開発とともに、被害者の救済を求める「全面解決要望書」が国と製薬会社に提出された。しかし、国も製薬会社も真摯に向き合うことはなく、むしろ国、医学界、製薬会社が一体となった、積極的な接種勧奨の再開に向けた動きが活発化していった（２０２１年11月に接種勧奨は再開された）。このため、被害者と弁護団は２０１６年7月、「ＨＰＶワクチン薬害原告団」を結成。全国４地裁（東京、名古屋、大阪、福岡）に63名が一斉提訴。２０１７年の段階で、原告総数は１２５名となっている［ＨＰＶワクチン薬害訴訟全国弁護団ホームページより］。

サーバリックスとガーダシルは、２０１８年8月31日までに３４０万人が接種を受け、１８２１件の接種後の重篤な副反応疑いが報告された。このうち、定期接種化される前の接種が対象で、独立行政法人医薬品医療機器総合機構（ＰＭＤＡ）が窓口となる「医薬品副作用被害救済制度」で医療費・医療手当などの支給対象となったのが２８５件（不支給３５６件）。一方、定期接種化された後の接種が対象となる予防接種健康被害救済制度で認定されたのは30人（医療費・医療手当28人、障害年金２人）に留まっている。つまり、重篤な副反応疑いの報告1821件のうち、2割以下（17％）の315件しか救済されていないのだ〔昭和薬科大学・長南謙一他「医薬品副作用被害救済制度におけるHPVワクチンの副作用給付状況について」医薬品情報学 Vol22,No1（2020）〕

このHPVワクチンの状況を見てもわかる通り、国が推奨するワクチンを打って健康被害を受けても、国が簡単に救済してくれるわけではない。むしろ救済されずに放置されてしまう人のほうが圧倒的に多く、救済が認められず不服があった場合には、裁判に訴えるしかないのだ。そして、長い年月と多大な労力、多額の費用をかけて裁判に訴えたとしても、原告の訴えが認められるとは限らない。その厳しい現実はHPVワクチンに限らず、これまでの薬害の歴史をたどれば、容易に知ることができる。

だからこそ、今回のようなワクチンを含む、有効性と安全性が十分に明らかになっていない新規の医薬品を使うかどうかの判断をする場合には、リスク（害）とベネフィット（益）とを比較考量するだけでなく、「健康被害を受けても国が因果関係を認め、救済してくれるとは限らない」ことまで頭に入れておくべきなのだ。ワクチンを接種する医療者側も、救済されるとは限らないことを接種を受ける側に伝えるべきだ。それをしなければ、インフォームド・コンセント違反だと私は考える。なぜなら、健康被害を受けた場合に救済されるかどうかは、未知数のワクチン接種を受ける際に大きな判断材料の一つになるからだ。何かあっても救われない可能性があることを知っていれば、打たない選択をした人もいたはずだ。

冷酷すぎる政府の対応

政府は政府の責任で、全国民に対してワクチン接種を強く推奨した。ワクチン接種によって健康被害を受けた人たちは政府の敵ではなく、むしろ政府の要望に応じた結果リスクを負った「負傷兵」のようなものだ。それを考えても、接種後に健康被害を被った当事者や大切な家族を失った遺族には、医師の診断に基づいてワクチンとの関連性を否定できない限り、できるだけ広く救済すべきだと私は強く思う。

しかし、政府の対応はあまりに冷たすぎる。とくに私が憤りを感じるのが、初代ワクチン担当大臣を務めた河野太郎氏だ。彼はワクチン接種を強力に推進するにあたって、「全責任は私が引き受ける」（月刊「文藝春秋」２０２１年７月号に同発言と同じタイトルの記事が掲載されている）などと勇ましく言う一方で、自身のブログや動画等で、ワクチン被害を訴える声をことごとく「デマ」と否定してきた。河野氏のブログを引用する。

新型コロナウイルスに対するワクチンについて、相変わらず、様々なデマが流布されています。

デマの中には「ワクチンを接種した後に、ワクチンが原因で千数百人が亡くなった」などという荒唐無稽なものもあります。

これは副反応疑い報告制度の内容を誤解しているか、意図的にその情報をミスリードしています。

「ワクチンを接種した日より後に亡くなった」ということは、「ワクチンが原因で亡くなった」ということではありません。

副反応疑い報告制度に報告された死亡例には、ワクチン接種後に溺死したり、縊死した人も含まれています。

副反応疑い報告制度で報告されたワクチン接種後の死亡事例の中で、現時点でワクチン接種との因果関係があると判断された事例はありません。

（中略）

コロナワクチンは世界中で接種が行われ、その結果について、常に様々な科学的な研究が行われています。

SNSなどで流布されている科学的な根拠のない反ワクチンの風説に惑わされないように気をつけましょう。

［衆議院議員・河野太郎公式サイト「ごまめの歯ぎしり」2022年6月30日付］

新型コロナワクチンによる健康被害を「デマ」などと片付けられる状況でないことは、もはや明白ではないか。むしろ被害が起きていることを知りながら、それを国民に周知せずにワクチン接種を続けていることは、犯罪的と言わざるを得ない。

河野氏がツイッターで、ワクチンに懐疑的な投稿をしているアカウントをことごとくブロックしていることは、つとに有名だ。私もしつこく絡んだ覚えがないのに、いつのまにかブロックされていた。

それにとどまらず、河野氏はワクチンで夫を亡くした女性・すーさん〔@suudayooooo〕のアカウントまでブロックしている。彼女の夫は2021年10月4日に2回目のファイザーワクチンを接種した後に発熱し、胸が苦しいなどと訴えた。そして3日後（10月7日）の朝、息をしていない状態で発見された。4人の子どもを残したまま、この世を去らざるを得なかったのだ。

初代ワクチン担当大臣として、国民に強力にワクチン接種を進めた重大な責任が河野氏にはある。ワクチン被害の現実から逃げずに、正面から向き合って責任を取るべきではないのか。ワクチン薬害が「デマ」なのか、それとも「事実」なのか。いずれ歴史が断罪するだろう。多くの人が真実に目覚める日が来ることを、私は信じている。

おわりに

本書のタイトルに、私はあえて「薬害」という言葉を使った。薬害とは、どのような場合を言うのだろう。

薬害研究の第一人者で、東洋大学教授などを歴任した片山洌彦《かたやまきよひこ》氏（現・一般社団法人メディックス臨床・社会薬学研究所所長）は、著書『増補改訂版 ノーモア薬害 薬害の歴史に学び、その根絶を』（桐書房 1997年刊）の中で、次のように書いている。

「薬害というものの本質は、医薬品の有害性に関する情報を、加害者側が（故意にせよ過失にせよ）軽視・無視した結果として社会的に引き起こされる健康被害なのです」

数えきれない人たちを苦しめているコロナワクチンの後遺症も、まさにこの薬害の定義にぴったりと当てはまる。

事実、日本に先駆けて接種が始まった国々で、このワクチンによって尋常ならざる健康被害が起こっているという情報は、国内で本格的な接種が始まる前から、あるいはかなり早い時期から、我々の耳に届いていた。

たとえば、2021年2月8日、米国を代表するクオリティペーパーであるニューヨーク・タイムズ紙が、モデルナのワクチンを接種後に重度の免疫性血小板減少症で入院した女性のケースや、ファイザーのワクチンを打って3日後に同じく血小板減少症を起こし、2週間後に脳出血で亡くなった産科医のケースを記事にしている［Grady D, A few Covid vaccine recipients developed a rare blood disorder. New York Times, Feb 8, 2021.］。

また、2021年6月1日には、世界的な通信社であるロイターが、ファイザーのワクチン接種後に若い男性を中心に心筋炎が多発（2020年12月～2021年5月の間にワクチンを接種した約500万人のうち、275人が発症）し、イスラエルの保健省がワクチンと因果関係がある可能性が高いとする調査結果を公表したと伝えている［ロイター「ファイザー製ワクチン、接種後に心筋炎 イスラエルが関連性指摘」2021年6月1日］。

2021年2月といえば、国内では医療従事者を皮切りに接種が始まったばかりの頃のことだ。また、2021年6月は、若者たちへの接種が本格化する前のタイミングだ。もしこれらの情報について、医療界がいち早く警鐘を鳴らして政府、厚労省が国民に周知すべく広報し、大手メディアも積極的に報道したならば、第4章で紹介した松井（ガーベラ）さんのように、もともと血小板減少症の持病があった人は打たなかったかもしれない。また、若者の多くも心筋炎のリスクがあり得ることを知って、接種するかどうかを慎重に考えたのではないだろうか。

それなのに政府も医学・医療界も大手メディアも、頭痛、発熱、腕の痛みといった短期的な副反応については知らせても、こうした命にも関わる重大な副反応が起こり得ることを、国民に積極的に伝えようとはしなかった。私自身、海外で接種後に血小板減少症を来した症例について警鐘を鳴らす記事を某ネット媒体に掲載しようと何度か試みたが、「内容が難しすぎる」といった、私には理解しがたい理由で、掲載することが叶わなかった。

なぜ彼らは、このような重大な出来事を伝えようとしなかったのか。それは、そうしたことが国民に広く知られてしまうと、接種をためらう人が増えてしまうと考えたからではないか。「因果関係が不明」「血小板減少症や心筋炎があってもまれ」と言い続けることで、伝えないことを正当化する心理も働いたと思われる。


しかし、そうした考えは本末転倒だ。

ポジティブな情報もネガティブな情報も包み隠さずフェアに伝えてこそ、社会的なインフォームド・コンセント（説明と同意）が成立する。それによってリスク（害）が周知されたとして、それでもベネフィット（益）が上回ると思う人が多ければ接種率は落ちないはずだ。逆に、接種をためらう人が増えて接種率が落ちたとしたら、それは、その程度の信頼度しかないワクチンだったということに過ぎない。

事実、結果論ではあるが、4回も5回もブースター接種をしたにもかかわらず、政府や専門家が説明したような集団免疫は成立せず、コロナが収束することはなかった。それどころか、第7波（2022年7月〜9月）になって、世界最多の陽性者数を記録するまでになった。感染予防効果に乏しいワクチンを、重症化リスクが極めて低い子ども、若者だけでなく、乳幼児にまで接種させようとするのは、まったく馬鹿げている。

にもかかわらず、政府も医学・医療界も大手メディアも、いまだにワクチンによって健康被害が多発していることをまともに伝えようとしない。ワクチンを一人でも多くの人に打たせたいと同時に、自分たちが被害の加害者として追及されることを恐れてもいるのだろう。だが、厚労省の副反応疑い報告を見ればわかる通り、接種後死亡や重篤の数が増え続けている実態がある。本書でも書いたように、その何倍、何十倍も被害が起こっているはずだ。これはもう、「薬害」と言う他ないではないか。

政府、医学・医療界、大手メディアが「有害性を軽視・無視した」結果、健康被害が拡大してしまったのだ。サリドマイド、スモン＝キノホルム、薬害エイズ、薬害イレッサ等々、数多ある過去の薬害から学ぶことをせず、同じことを繰り返している彼らには、逃れられない重大な責任がある。

本書では主に接種後の体調不良が続く人たち、いわばワクチン被害の「生存者」を紹介した。しかし、ワクチン接種後に起こった急激な体調の変化によって、数日のうちに亡くなってしまった人もいる。また、第1章の山口さんのように、接種後の不調に苦しみ続け、命を落としてしまった人もいる。

このようにワクチン後遺症の症状は、命に直結するケースも少なくないのだ。ワクチン後遺症に苦しむ人たちが、将来、健康寿命に重大な影響を被るのではないかと心配だ。だからこそ、政府は早くワクチン後遺症の存在と責任を認めて、病態の解明や治療法の開発を進め、患者が安心して医療や介護のサポートを受けられる体制を構築してほしい。

一方、ワクチン後遺症の患者のみなさんには、いたずらに不安にならないでほしいと思う。一歩ずつではあるが、回復に向かっている人たちが多いからだ。たとえば、序章で紹介した佐藤くんはボクシングの練習を再開して、徐々に体力を戻していき、以前と同じ練習メニューをこなせるまでに回復した。ワクチンのことが頭をよぎると不安になるので、後遺症のことを忘れて練習に没頭したという。

コロナの在宅医療だけでなく、ワクチン後遺症の診療も行っている兵庫県宝塚市の児玉慎一郎医師（医療法人それいゆ会・こだま診療所理事長）は、「ワクチン後遺症の患者さんは、必ずよくなっている。なので、希望を捨てないで治療を続けてほしい」とシンポジウムなどで語っている。長期間にわたって出口の見えない苦しみが続くと、焦りとともに絶望感に襲われることがあるだろう。しかし、よくなることを信じて、希望を捨てないで、生き抜いてほしい。私も回復を祈っている。

最後に、私の取材に応じ、原稿の確認までしてくださったワクチン後遺症の当事者、ご家族のみなさん、医学的な内容のチェックをしてくださった免疫学者の荒川央さんと医師のNさん、遅れに遅れてしまった原稿を粘り強く待ってくれたブックマン社編集長の小宮亜里さんと同社のみなさんに、深くお礼申し上げます。

本書によって一人でも多くの人にワクチン後遺症の存在が認知され、患者救済の扉が大きく開くきっかけになることを心から願っている。

2022年12月末日

鳥集徹

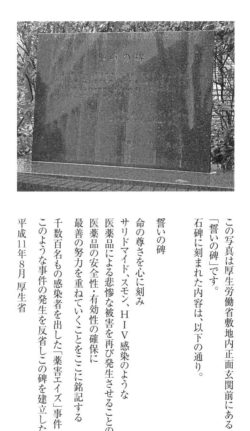

この写真は厚生労働省敷地内正面玄関前にある
「誓いの碑」です。
石碑に刻まれた内容は、以下の通り。

誓いの碑

命の尊さを心に刻み
サリドマイド、スモン、ＨＩＶ感染のような
医薬品による悲惨な被害を再び発生させることのないよう
医薬品の安全性・有効性の確保に
最善の努力を重ねていくことをここに銘記する
千数百名もの感染者を出した「薬害エイズ」事件
このような事件の発生を反省しこの碑を建立した
平成11年8月　厚生省

著者追記

＊2023年2月、2刷重版にあたって

2022年12月31日、河野太郎氏はブログ「ごまめの歯ぎしり」を更新し、「ネット上のデマについて」と題する文章を掲載した。

その中で河野氏は、自身がワクチン接種推進担当大臣（2021年1月18日に菅義偉内閣総理大臣から任命。同年10月4日まで担当）当時に「全責任は私が引き受ける」と発言したのは、「厚労省から接種の進め方についてクレームが入るようなことがあれば、私が責任を持ちます」といった意味だったとして、「誰かが責任をとる、とらないという問題ではありませんし、『運び屋』の私が、『後遺症について』責任をとるなどという発言をしたことはありません」と書いた。

しかし、安全性と有効性が十分に検証されたとは言えない薬物を国民に広く行きわたらせるよう強力に推進した結果責任は免れないはずだ。

コロナワクチンに疑義を呈する人たちを「反ワクチン」や「デマゴーグ」呼ばわりして、不都合な事実から目を逸らそうとするのではなく、このワクチンによって健康被害を被った人たちの声に真摯に耳を傾け、一刻も早い救済のために奔走する。それこそが、河野氏に課せられた政治家としての、いや人間としての責任ではないのか。

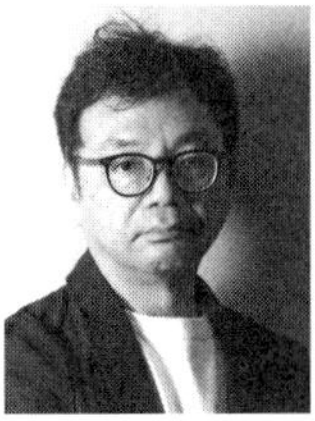

鳥集徹

とりだまり とおる

１９６６年、兵庫県生まれ。

同志社大学文学部社会学科新聞学専攻卒。同大学院文学研究科修士課程修了。

会社員・出版社勤務等を経て、２００４年から医療問題を中心にジャーナリストとして活動。

タミフル寄附金問題やインプラント使い回し疑惑等でスクープを発表してきた。

『週刊文春』『文藝春秋』等に記事を寄稿してきた。

２０１５年に著書『新薬の罠 子宮頸がん、認知症……10兆円の闇』〔文藝春秋〕で、

第４回日本医学ジャーナリスト協会賞大賞を受賞。

他の著書に『コロナ自粛の大罪』

『新型コロナワクチン 誰も言えなかった「真実」』〔ともに宝島社新書〕、

『医学部』〔文春新書〕、

『東大医学部』〔和田秀樹氏と共著、小社〕などがある。

薬害「コロナワクチン後遺症」

2023年1月30日初版第一刷発行
2023年2月20日初版第二刷発行

著者
鳥集徹

編集
小宮亜里・黒澤麻子
営業
石川達也
発行者
原雅久
発行所
株式会社ブックマン社
https:// www.bookman.co.jp
〒101-0065千代田区西神田3-3-5 TEL03-3237-7777 FAX03-5226-9599
ISBN978-4-89308-949-6
印刷・製本
凸版印刷株式会社
装幀
日下充典
本文デザイン
KUSAKAHOUSE

取材にご協力いただいた皆様に心より感謝申し上げます。